Arun Raj RG
Eenal Bhambri
Ankit Bharadwaj

A língua

Arun Raj RG
Eenal Bhambri
Ankit Bharadwaj

A língua

ScienciaScripts

Imprint
Any brand names and product names mentioned in this book are subject to trademark, brand or patent protection and are trademarks or registered trademarks of their respective holders. The use of brand names, product names, common names, trade names, product descriptions etc. even without a particular marking in this work is in no way to be construed to mean that such names may be regarded as unrestricted in respect of trademark and brand protection legislation and could thus be used by anyone.

Cover image: www.ingimage.com

This book is a translation from the original published under ISBN 978-620-5-49220-8.

Publisher:
Sciencia Scripts
is a trademark of
Dodo Books Indian Ocean Ltd. and OmniScriptum S.R.L publishing group

120 High Road, East Finchley, London, N2 9ED, United Kingdom
Str. Armeneasca 28/1, office 1, Chisinau MD-2012, Republic of Moldova, Europe
Managing Directors: Ieva Konstantinova, Victoria Ursu
info@omniscriptum.com

Printed at: see last page
ISBN: 978-620-8-56070-6

Índice

Introdução

A palavra **TONGUE** deriva do inglês antigo tunge, que vem da palavra proto-germânica tungon. Tem cognatos noutras línguas germânicas, por exemplo tonge em frísio ocidental, tong em neerlandês e africâner, zunge em alemão, tunge em dinamarquês e norueguês e tunge em islandês, faroense e sueco. A terminação ue da palavra parece ser uma tentativa do século XIV de mostrar a pronúncia correta, mas não é nem etimológica nem fonética. Alguns usaram a grafia tunge e tonge ainda no século XVI.

A língua é um processo muscular móvel e carnudo do pavimento da boca da maior parte dos vertebrados que possui órgãos sensoriais e pequenas glândulas e que funciona especialmente na ingestão e deglutição de alimentos e, nos seres humanos, como órgão da fala.

A língua é um órgão muscular espesso, revestido de mucosa, que preenche completamente a boca quando os maxilares estão fechados. A ponta é a extremidade anterior livre; as superfícies lateral e inferior são lisas, enquanto que no dorso estão dispersas várias papilas filiformes. A membrana mucosa é muito mais espessa na superfície superior, onde também se encontra disposta em forma de V uma fila de papilas grandes de cada lado, conhecidas como papilas circunvaladas (Fig. 1), que contêm as papilas gustativas. As glândulas serosas e mucosas são bastante numerosas na língua[1].

Os vasos sanguíneos da língua são as artérias linguais, enquanto as veias são numerosas. As veias dorsais na parte de trás da língua juntam-se às da amígdala e da faringe, enquanto os linfáticos são numerosos nos dois terços anteriores do dorso e entram no submaxilar, no cervical profundo e nos nódulos supra-hióideos. Os nervos da língua são motores e sensoriais. O hipoglosso, auxiliado pelo facial através da corda do tímpano, fornece as fibras motoras, enquanto o ramo lingual do trigémeo fornece a sensação aos dois terços anteriores da língua. O ramo glossofaríngeo fornece ao restante da língua um sentido especial de paladar, assim como a corda do .

A musculatura orofacial tem uma forte influência nas unidades dentárias e esqueléticas, o que torna necessária uma compreensão correta destas estruturas.

As arcadas dentárias são envolvidas em ambos os lados (lingual e vestibular) por tecidos musculares e o equilíbrio exato entre estas forças é extremamente importante para as relações normais inter e intra-arcadas.

Desde há muito tempo que o papel da língua na má oclusão tem permanecido controverso. Le Foulon (1839) foi o primeiro a propor o papel da língua na má oclusão. "Quando a língua bate contra os dentes frontais superiores, empurra os dentes para a frente".[2]

Breitner (1942) foi o primeiro a destacar a importância do equilíbrio funcional entre as forças da língua e as produzidas pela ação dos lábios e da musculatura da bochecha.[2]

Sweet (1948) salientou que, numa deglutição incorrecta, *a língua é empurrada* para a frente contra os dentes anteriores e o palato duro, de modo a empurrar o bolo alimentar para a faringe. Esta força de empurrão causa a proclinação dos dentes anteriores[2].

Mas recentemente, Proffit, baseado na sua teoria do equilíbrio, propôs que a duração da força é muito mais importante do que a magnitude de qualquer força que actue sobre unidades dentárias ou esqueléticas. De acordo com esta teoria, o conceito de a língua bater e mover os dentes anteriores para a frente não é válido, mas a postura e a posição da língua podem definitivamente levar à má oclusão[3].

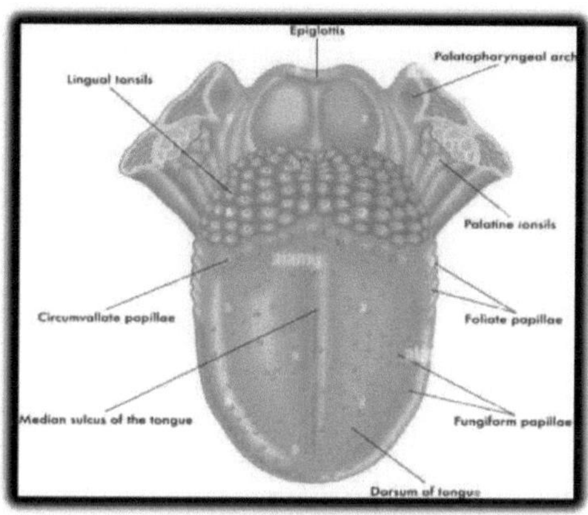

Fig.1 : Papilas da língua

A língua dos mamíferos é constituída por uma massa de músculos estriados entrelaçados, intercalados por glândulas e gordura e cobertos por uma membrana mucosa. Nos seres humanos, as pontas e margens anteriores da língua tocam geralmente os dentes, ajudando na deglutição e na fala. A superfície superior, ou dorso, contém numerosas projecções da membrana mucosa denominadas papilas. Estas contêm papilas gustativas, que são sensíveis aos constituintes químicos dos alimentos, e glândulas serosas que segregam parte do fluido da saliva, uma substância que humedece a cavidade oral e ajuda a lubrificar as partículas dos alimentos. A base, ou porção posterior superior, da língua não tem papilas, mas estão presentes tecido linfático agregado (amígdalas linguais) e glândulas serosas e secretoras de muco. A superfície inferior, ou inferior, vai da ponta da língua até ao pavimento da boca; a sua membrana mucosa é lisa, desprovida de papilas e de cor púrpura devido à presença de muitos vasos sanguíneos. A raiz, a parte restante da superfície inferior que se encontra no chão da boca, contém feixes de nervos, artérias e músculos que se ramificam para as outras regiões da língua.

Uma função importante da língua é a sensação gustativa, que deriva das células receptoras gustativas localizadas em grupos dentro das papilas gustativas na superfície da língua. Nos seres humanos, pode haver entre 50 e 150 células receptoras de sabor numa papila gustativa individual. As papilas gustativas são inervadas por nervos que respondem a substâncias químicas dos alimentos em solução, proporcionando assim a sensação de sabor. Existem cinco sensações gustativas fundamentais: salgado, doce, azedo (ácido), amargo e umami, que representa o sabor dos aminoácidos. Cada célula recetora é sensível a um determinado sabor, por exemplo, respondendo apenas ao sal ou apenas ao umami. O sabor total de um alimento resulta da combinação das sensações de sabor, cheiro, tato, textura ou consistência e temperatura. As pequenas papilas gustativas situadas na superfície superior da língua transmitem estas sensações gustativas ao sistema nervoso.

Desenvolvimento da língua

A língua começa a desenvolver-se por volta da quarta semana de vida intra-uterina. O primeiro, o segundo, o terceiro e o quarto arcos faríngeos contribuem para o desenvolvimento das várias porções da língua. O desenvolvimento começa com o crescimento de um inchaço medial do primeiro arco faríngeo, conhecido como tuberculum impar. Gradualmente, duas tumefacções linguais laterais começam a crescer na 5ª semana a partir do mesmo arco. À medida que as tumefacções laterais aumentam de tamanho, acabam por se fundir e sobrepor ao tuberculum impar. Esta fusão leva à formação dos dois terços anteriores da língua. Como a mucosa que recobre essa área da língua tem sua origem no primeiro arco faríngeo, ela recebe sua inervação sensorial do ramo mandibular do V nervo craniano (nervo trigêmeo). Entretanto, a partir da mesoderme do segundo, terceiro e quarto arcos faríngeos, outra tumefação mediana, conhecida como eminência hipobranquial, começa a desenvolver-se e a formar o terço posterior da língua.[4] A mucosa que reveste esta área da língua recebe a sua inervação sensorial do IX nervo craniano (nervo glossofaríngeo). A parte mais posterior da língua desenvolve-se a partir de uma terceira tumefação mediana, proveniente do quarto arco faríngeo. Esta zona da língua recebe a sua inervação do nervo laríngeo superior. Os músculos da língua derivam predominantemente dos mioblastos que se originam nos somitos occipitais. Recebem a sua inervação do XII nervo craniano (nervo hipoglosso), exceto o músculo palatoglosso. Os músculos da língua incluem músculos extrínsecos e intrínsecos. Os músculos extrínsecos são em número de quatro (genioglosso, palatoglosso, estiloglosso e hioglosso) e têm origem nas estruturas adjacentes à língua. Eles permitem que a língua se mova em todas as direcções. Por outro lado, os quatro músculos intrínsecos emparelhados, que incluem os músculos longitudinal superior, longitudinal inferior, vertical e transverso, têm a sua origem e inserção no interior da língua. São responsáveis pela alteração da forma da língua. O primeiro sinal de desenvolvimento do botão gustativo no epitélio lingual ocorre na 8ª semana (Fig. 4) de gestação. Entre a nona e a décima primeira semana de gestação, desenvolvem-se muitos primórdios de papilas gustativas. Eles se diferenciam em diferentes tipos de células por volta da décima primeira até a décima terceira semana pós-ovulatória. Durante este período, os poros gustativos também se desenvolvem.[4]

As células que formam a língua são de natureza híbrida. O componente do tecido conjuntivo, bem como a vasculatura da língua, é derivado das células da crista neural craniana (CNCC). Estas células iniciam a formação do botão da língua e do tecido conjuntivo intersticial.

tecido conjuntivo intersticial. Os mioblastos que são responsáveis pela formação dos componentes musculares da língua derivam do somito occipital. As células deste somito migram para o primórdio da língua, formando assim as células musculares da língua.

FASE EMBRIONÁRIA

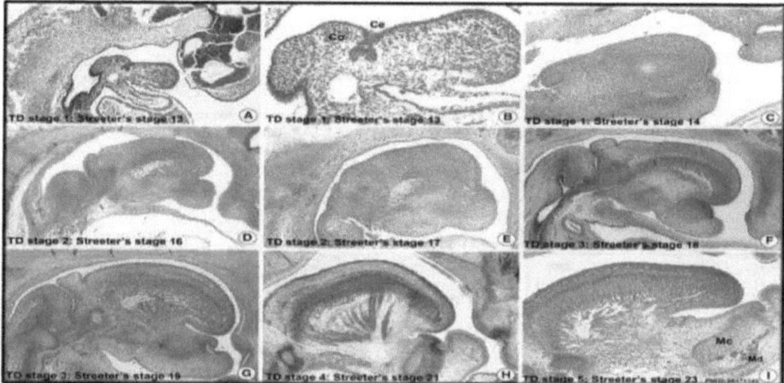

Fig. 2 : Fase embrionária

4.ª SEMANA

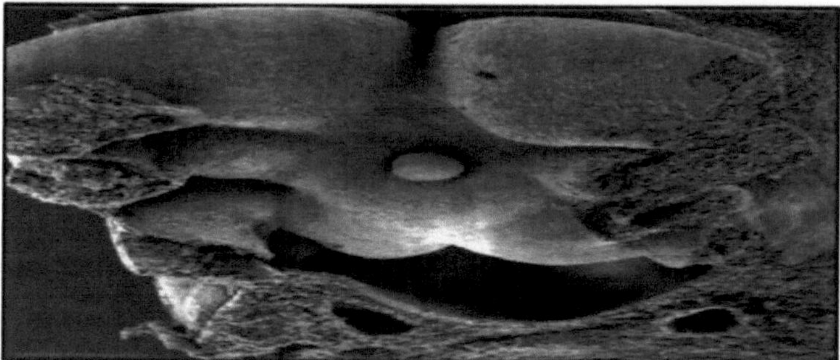

Fig. 3- 4th Semana

A língua começa a desenvolver-se a partir da 4ª semana de vida intra-uterina (Fig. 3). A proliferação local do mesênquima dá origem a uma série de protuberâncias no assoalho da boca. Primeiro, surge uma tumefação na linha média do processo mandibular e é ladeada por duas outras tumefacções, as tumefacções linguais. Muito rapidamente, estas tumefacções linguais laterais aumentam de tamanho e fundem-se umas com as outras e com o tuberculum impar, formando uma grande massa a partir da qual se forma a membrana mucosa dos dois terços anteriores da língua. A raiz da língua surge da eminência hipobranquial, uma grande tumefação da linha média desenvolvida a partir do mesênquima do terceiro arco.

8.ª SEMANA

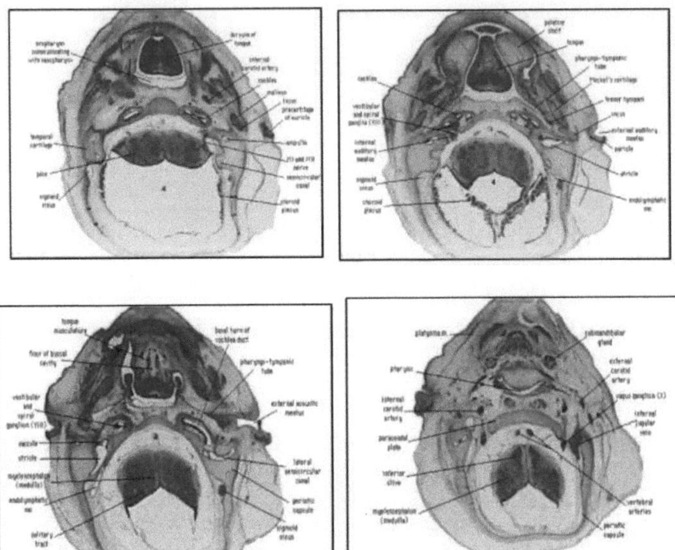

Fig. 4 -8ª semana

DESENVOLVIMENTO PÓS-NATAL

Toda a língua está dentro da boca ao nascimento; o seu terço posterior desce para a faringe por volta dos 4 anos de idade.

A língua normalmente duplica em comprimento, largura e espessura entre o nascimento e a adolescência, atingindo quase o tamanho máximo por volta dos 8 anos de idade, mas continuando a crescer em alguns indivíduos durante a idade adulta. O seu crescimento inicial tende a ser precoce em relação ao tamanho da boca, reflectindo o seu papel precoce na amamentação.

Além disso, a língua grande numa boca pequena explica, em parte, o carácter peculiar de empurrão da língua do padrão de deglutição inicial do bebé, em que a língua preenche o espaço entre os maxilares separados durante a deglutição. O alargamento posterior da boca facilita a conversão para o padrão adulto de deglutição, no qual a ponta da língua se encontra contra o palato, atrás dos dentes incisivos superiores.

Até à erupção dos primeiros molares primários, o lactente deglute com os maxilares separados e a língua projetada para a frente, utilizando predominantemente os músculos faciais (orbicularis oris e bucinadores) inervados pelo nervo facial. Ao contrário do que acontece nos adultos, os lábios do bebé sugam durante a deglutição e fazem movimentos mais fortes do que a língua.

Após a erupção dos dentes decíduos posteriores, a partir dos 18 meses de idade, a criança tende a deglutir com os dentes unidos por ação dos músculos mastigatórios, sem impulso da língua. Esta deglutição madura é um reflexo condicionado adquirido.

À medida que a criança cresce, a variação no padrão diminui à medida que o padrão de deglutição do adulto é cada vez mais adotado. Os movimentos da deglutição madura são principalmente dos músculos inervados pelo nervo trigémeo (i.e., os músculos da mastigação e o milo-hióideo). Uma vez que a musculatura do nervo facial tenha sido libertada das suas funções de deglutição, é mais capaz de realizar as delicadas actividades miméticas da expressão facial e da fala que são adquiridas a partir dos 18 meses.

A eminência hipobranquial, derivada das bases do terceiro e quarto arcos faríngeos, forma a epiglote, que protege a entrada da laringe durante a deglutição.

A cartilagem diferencia-se na epiglote por volta da 15ª semana após a conceção. A epiglote está bem desenvolvida por volta da 21ª semana e está em pleno contacto com o palato mole entre a 23ª e a 25ª semana. Este contacto pode estar relacionado com a viabilidade respiratória do bebé, que permite que os recém-nascidos respirem enquanto engolem líquidos durante a amamentação.

O crescimento do terceiro e quarto arcos faríngeos, ao contribuir para a raiz da língua, oblitera as porções ventrais da primeira e segunda bolsas faríngeas, deixando as porções dorsais para se desenvolverem nas trompas auditivas e nas fossas tonsilares palatinas, respetivamente.

Anatomia da língua

A raiz da língua está ligada ao osso hioide e à mandíbula. O dorso da língua divide-se em 2/3 anteriores e 1/3 posteriores, separados por um sulco ténue em forma de V, denominado sulco terminal (Fig. 5). Assim, a parte anterior é designada por parte pré-sulcal ou oral ou papilar e a parte posterior é designada por parte pós-sulcal ou faríngea ou glandular. Os membros do sulco em forma de V correm anterolateralmente e formam um forame cecal mediano (de onde a tiroide tem a sua origem) e terminam com o arco palatoglosso de cada lado. A ponta da língua forma a extremidade livre anterior e situa-se atrás dos incisivos superiores em repouso. A superfície ventral da língua é lisa e de cor púrpura e apresenta uma prega mucosa mediana conhecida como frénulo lingual. As veias linguais profundas encontram-se lateralmente ao frénulo lingual e a crista mucosa franjada, conhecida como plica fimbriata, encontra-se adjacente a este.[5]

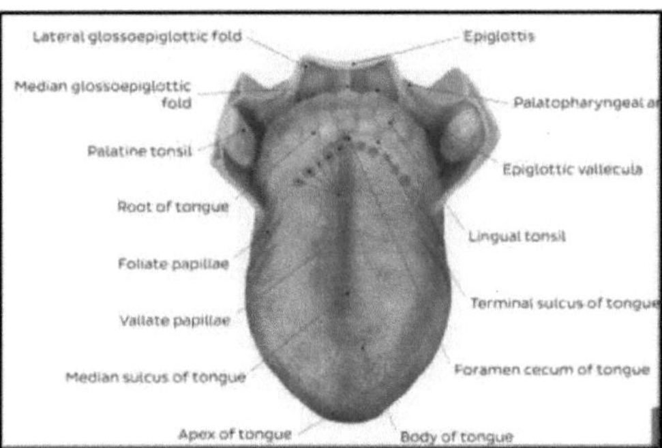

Fig.5: Anatomia da língua

PAPILAS DA LÍNGUA

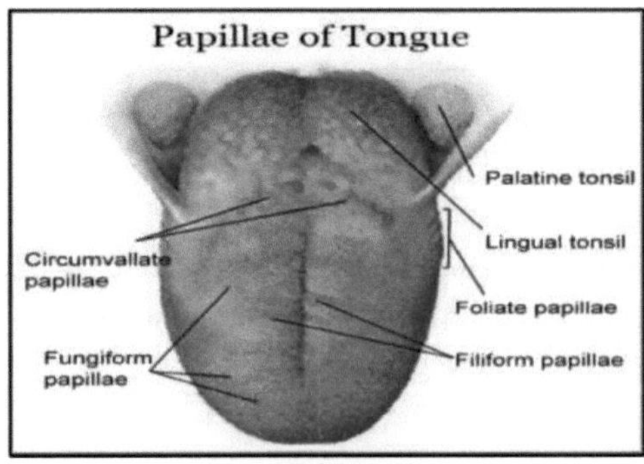

Fig. 6 : Papilas da língua

São pequenas projecções da lâmina própria, semelhantes a dedos, que elevam o epitélio. Encontram-se predominantemente nos dois terços anteriores da língua, conferindo-lhe a sua rugosidade caraterística. São de quatro tipos: papilas circunvaladas, fungiformes, filiformes e foliares. As papilas circunvaladas, sendo as maiores de todas, são vistas imediatamente na frente do sulco terminal, enquanto as outras estão localizadas ao redor da ponta e das margens da língua (Fig. 6).[5]

- **As papilas filiformes** são pequenas projecções em forma de cone da mucosa que terminam em um ou mais pontos;
- **As papilas fungiformes** têm uma forma mais arredondada e são maiores do que as papilas filiformes, e tendem a concentrar-se ao longo das margens da língua;
- As maiores papilas são as papilas **Vallate**, que são papilas cilíndricas com extremidades rombas em invaginações na superfície da língua - existem apenas cerca de 8 a 12 papilas Vallate numa única linha em forma de V imediatamente anterior ao sulco terminal da língua;
- **As papilas foliadas** são dobras lineares da mucosa nos lados da língua perto do sulco terminal da língua.

As papilas, em geral, aumentam a área de contacto entre a superfície da língua e o conteúdo da cavidade oral. Todas, exceto as papilas filiformes, têm papilas gustativas na sua superfície.

SUPERFÍCIE INFERIOR DA LÍNGUA

A superfície inferior da parte oral da língua não possui papilas, mas tem um número de dobras lineares da mucosa. Uma única prega mediana (o **frênulo da língua**) é contínua com a mucosa que cobre o assoalho da cavidade oral e recobre a margem inferior de um septo sagital mediano, que separa internamente os lados direito e esquerdo da língua. Em cada lado do frênulo há uma veia lingual e, lateralmente a cada veia, há uma **dobra** rugosa **fimbriada** (Fig. no.7).

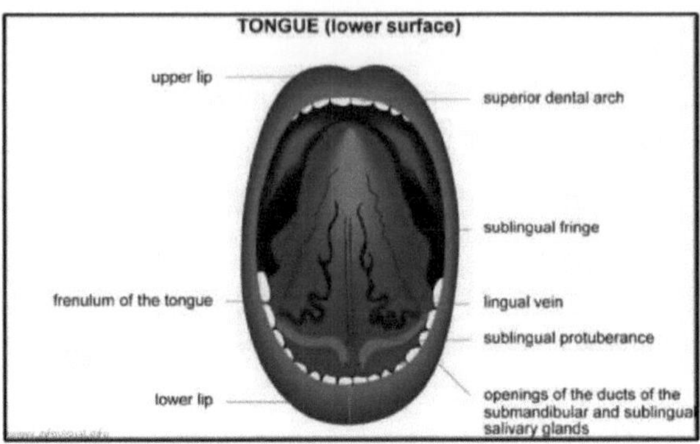

Fig.7 : Superfície inferior da língua

MÚSCULOS DA LÍNGUA

Um septo fibroso mediano divide a língua em metades direita e esquerda. Cada metade contém dois conjuntos de músculos, que são intrínsecos e extrínsecos. Os músculos intrínsecos são vistos na porção superior da língua e estão ligados à camada fibrosa submucosa e ao septo fibroso mediano. Existem quatro músculos intrínsecos emparelhados e são designados pela direção em que se deslocam: O Longitudinal Superior, o Longitudinal Inferior, o Transversal e o Vertical. Estes músculos alteram a forma e o tamanho da língua. Os músculos extrínsecos são em número de quatro e ligam a língua à mandíbula através do Genioglosso, ao osso hioide através do Hioglosso, ao processo estiloide através do Estiloglosso e ao palato através do Palatoglosso (Fig. 8). Estas estão normalmente associadas a retração, elevação e depressão da superfície da língua.[5]

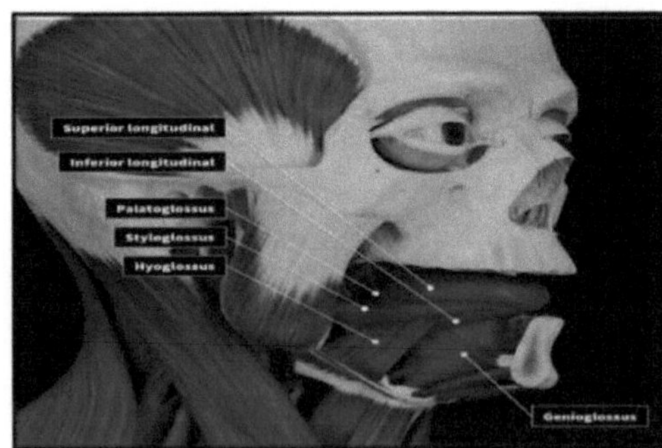

Fig. 8 : Músculos intrínsecos da língua

Músculos intrínsecos

Os músculos intrínsecos da língua originam-se e inserem-se na substância da língua. Dividem-se em **músculos longitudinais superiores**, **longitudinais inferiores**, **transversais** e **verticais**, e alteram a forma da língua:

- alongando-o e encurtando-o;
- enrolando e desenrolando o ápice e as bordas;
- achatando e arredondando a sua superfície.

Trabalhando em pares ou num lado de cada vez, os músculos intrínsecos da língua contribuem para os movimentos de precisão da língua necessários para falar, comer e engolir.

Músculos extrínsecos

Os músculos extrínsecos da língua originam-se de estruturas fora da língua e inserem-se na língua. Existem quatro músculos extrínsecos principais em cada lado, o genioglosso, o hioglosso, o estiloglosso e o palatoglosso (Fig. 9). Estes músculos fazem a protrusão, retração, depressão e elevação da língua.

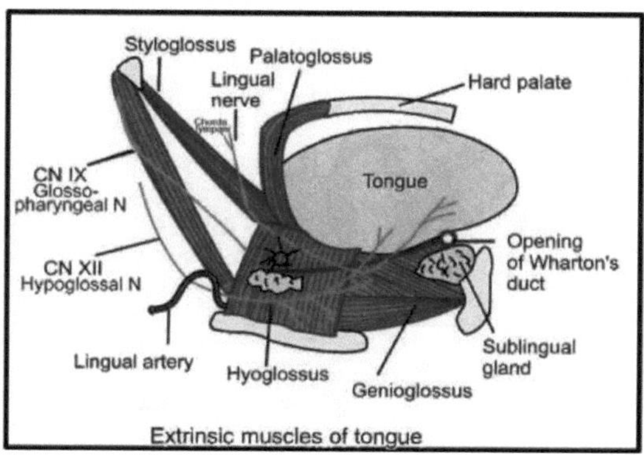

Fig. 9: Músculos extrínsecos da língua

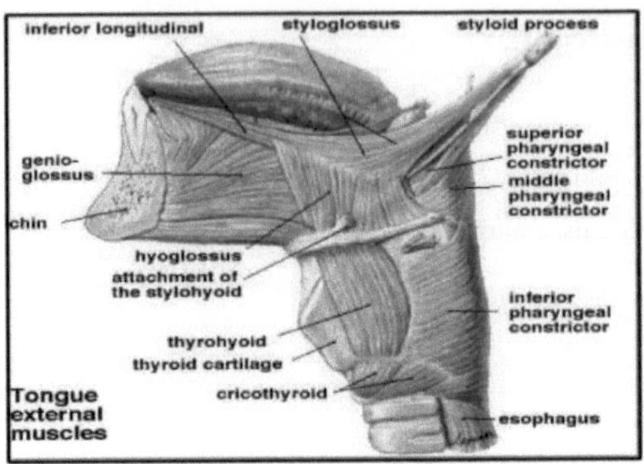

Fig.10: Músculos externos da língua

GENIOGLOSSUS

Os grossos músculos **genioglosso, em forma de leque,** contribuem substancialmente para a estrutura da língua. Eles ocorrem em ambos os lados do septo da linha média que separa as metades esquerda e direita da língua. Os músculos genioglosso **originam-se** dos **tubérculos mentais** superiores na superfície posterior da sínfise mandibular, imediatamente superior à origem dos músculos genio-hióideos nos tubérculos mentais inferiores. A partir deste pequeno local de origem, cada músculo expande-se posterior e superiormente (Fig. 11, Fig. 12).

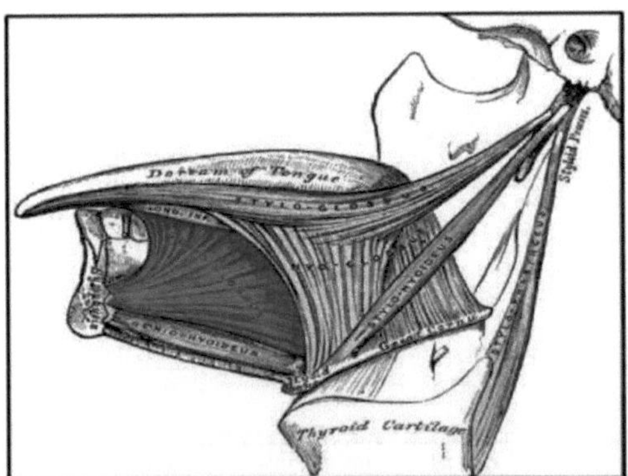

Fig.11: Músculos do genioglosso

As fibras mais inferiores fixam-se ao osso hioide. As restantes fibras estendem-se superiormente para se misturarem com os músculos intrínsecos ao longo de praticamente todo o comprimento da língua. Os músculos genioglosso - deprimem a parte central da língua;

- fazer sobressair a parte anterior da língua para fora da fissura oral (ou seja, "pôr a língua de fora").

Como a maioria dos músculos da língua, os músculos genioglosso são inervados pelos nervos hipoglosso [XII]. Pedir a um doente para "pôr a língua de fora" pode ser utilizado como um **teste para os nervos hipoglosso** [XII]. Se os nervos estiverem a funcionar normalmente, a língua deve sobressair uniformemente na linha média. Se o nervo de um lado não estiver totalmente funcional, a ponta da língua apontará para esse lado.

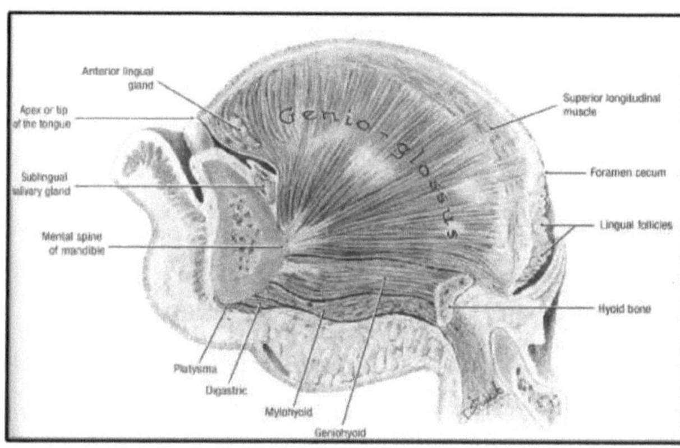

Fig. 12: Músculo genioglosso

HYOGLOSSUS

Os músculos hioglosso são **músculos** finos **quadrangulares** laterais aos músculos genioglosso. Cada músculo hioglosso origina-se de todo o comprimento do corno maior e da parte adjacente do corpo do osso hioide. Na sua origem a partir do osso hioide, o músculo hioglosso é lateral à fixação do músculo constritor médio da faringe. O músculo passa superiormente e anteriormente através do espaço entre o constritor superior, o constritor médio e o milo-hióideo para se inserir na língua lateralmente ao geniohióideo e medialmente ao estiloglosso. O músculo hioglosso **deprime a língua** e é inervado pelo nervo hipoglosso [XII]. O músculo hioglosso é **um marco importante** no assoalho da cavidade oral:

- a **artéria lingual**, proveniente da artéria carótida externa do pescoço, entra na língua profundamente no hioglosso, entre o hioglosso e o genioglosso;

- o **nervo hipoglosso** [XII] e o **nervo lingual** (ramo do nervo mandibular [V_3]), provenientes do pescoço e da fossa infratemporal da cabeça, respetivamente, entram na língua em a superfície externa do hioglosso (Fig. 13).

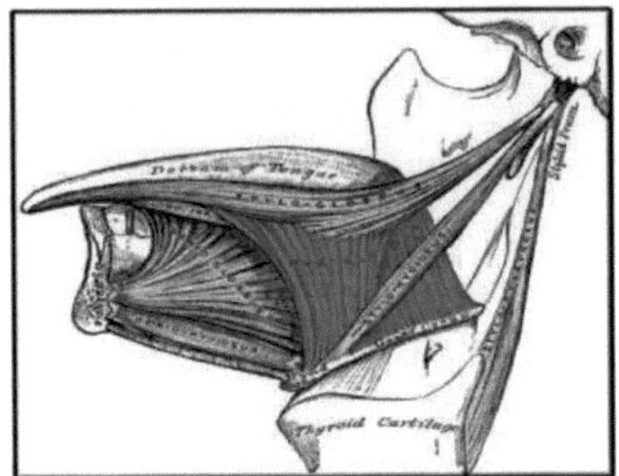

Fig.13: Músculo hioglosso

STYLOGLOSSUS

Os músculos estiloglossos originam-se da superfície anterior dos processos estilóides dos ossos temporais. A partir daqui, cada músculo passa inferior e medialmente através do espaço entre os músculos constritor médio, constritor superior e milo-hióideo para entrar na superfície lateral da língua, onde se misturam com a margem superior do hioglosso e com os músculos intrínsecos. Os músculos estiloglossos retraem a língua, puxando o dorso da língua superiormente. Eles são inervados pelos nervos hipoglosso [XII] (Fig. 14).

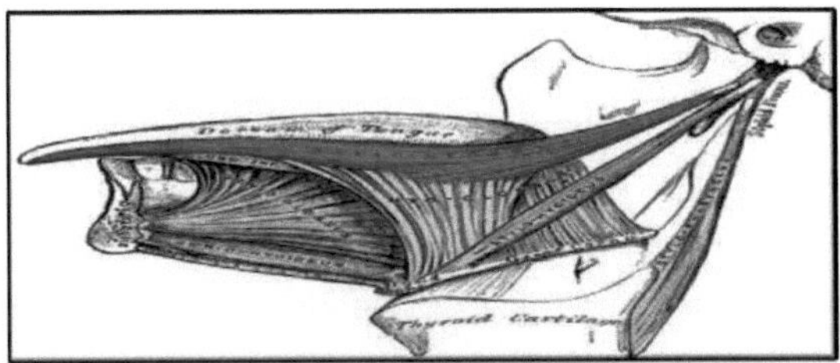

Fig. 14: Músculo estiloglosso

PALATOGLOSSUS

Os músculos palatoglossos são músculos do palato mole e da língua. Cada um deles origina-se da superfície inferior da aponeurose palatina e passa antero-inferiormente para o lado lateral da língua. Os músculos palatoglossos:

- elevar a parte de trás da língua;
- mover os arcos palatoglossais da mucosa em direção à linha média;
- deprimir o palato mole.

Estes movimentos facilitam o fecho do istmo orofaríngeo e, consequentemente, separam a cavidade oral da orofaringe. Ao contrário de outros músculos da língua, mas semelhante à maioria dos outros músculos do palato mole, os músculos palatoglossos são inervados pelos nervos vagos [X].

Muscle	Origin	Insertion	Nerve supply
Genioglossus	Mandible (sup. Genial spine)	Blends with others muscles of the tongue	Hypoglossal N
Hyoglossus	Hyoid bone	Blends with others muscles of the tongue	Hypoglossal N
Styloglossus	Styloid process (temporal bone)	Blends with others muscles of the tongue	Hypoglossal N
Palatoglossus	Palatine aponeurosis	Side of tongue	Pharyngeal plexus

Movimentos da língua

A língua é utilizada na sucção, na mastigação, na deglutição e na fala, bem como na contração e na lambidela dos lábios. Os músculos intrínsecos alteram a forma da língua, enquanto os músculos extrínsecos estabilizam o órgão através da sua contração e alteram também a sua posição e forma.[5]

Alteração da forma:

O músculo transverso estreita a língua e alonga-a. Com a contração simultânea do músculo vertical, a convexidade da língua é achatada e alargada. A contração das fibras longitudinais do músculo longitudinal inferior torna a língua côncava da frente para trás, enquanto a contração das fibras verticais produz um sulco na linha média que ajuda na primeira fase da deglutição.[5]

Alteração da posição:

O estiloglosso retrai a língua. O hioglosso puxa os lados da língua para baixo. O músculo milo-hióideo altera a posição da língua. As fibras mais baixas do genioglosso contraem a parte posterior da língua e esta é extrudida.[5]

Inervação da língua

Nos 2/3 anteriores, o nervo lingual, um ramo do nervo mandibular, é responsável pela sensação geral, enquanto o nervo corda do tímpano, um ramo do nervo facial, é responsável pela sensação gustativa. O 1/3 posterior da língua é suprido pelo nervo glossofaríngeo, enquanto a parte mais posterior da língua é inervada pelo ramo laríngeo interno do nervo vago (Fig. 15).

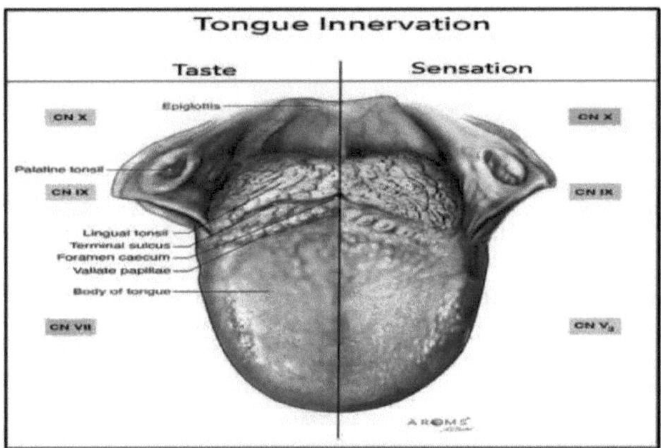

Fig. 15 : Inervação da língua

NAVIOS

ARTERIAS

A artéria principal da língua é a **artéria lingual.** De cada lado, a artéria lingual origina-se da artéria carótida externa no pescoço, adjacente à ponta do corno maior do osso hioide. Forma uma curvatura ascendente e, em seguida, dá uma volta para baixo e para a frente para passar profundamente ao músculo hioglosso, e acompanha o músculo através da abertura formada pelas margens dos músculos milo-hióideo, constritor superior e constritor médio, e entra no assoalho da cavidade oral. A artéria lingual segue adiante, no plano entre os músculos hioglosso e genioglosso, até o ápice da língua (Fig. 16). Além da língua, a artéria lingual supre a glândula sublingual, a gengiva e a mucosa oral no assoalho da cavidade oral.

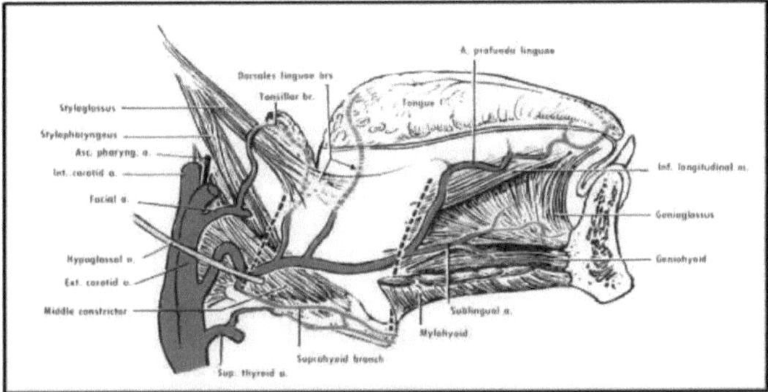

Fig.16: Artérias da língua

VEIOS

A língua é drenada pelas veias lingual dorsal e lingual profunda. As **veias linguais profundas** são visíveis através da mucosa na superfície inferior da língua. Embora acompanhem as artérias linguais nas partes anteriores da língua, separam-se das artérias posteriormente pelos músculos hioglosso. Em cada lado, **a veia lingual profunda viaja com o nervo hipoglosso** [XII] na superfície externa do músculo hioglosso e passa para fora do assoalho da cavidade oral através da abertura formada pelas margens dos músculos milo-hióideo, constritor superior e constritor médio. Junta-se à veia jugular interna no pescoço. A **veia lingual dorsal** segue a artéria lingual entre os músculos hioglosso e genioglosso e, tal como a veia lingual profunda, drena para a veia jugular interna no pescoço.

Drenagem arterial e venosa

A maior parte da língua é suprida pela artéria lingual, um ramo da artéria carótida externa, exceto a raiz da língua que é suprida pela artéria tonsilar, um ramo da artéria facial. A veia lingual profunda drena a língua. Começa na ponta da superfície inferior da língua, perto da borda anterior do hioglosso, juntando-se à veia sublingual e formando a veia Commitansnervi hypoglossi, que drena posteriormente para a veia facial e a veia jugular interna (Fig. 17).

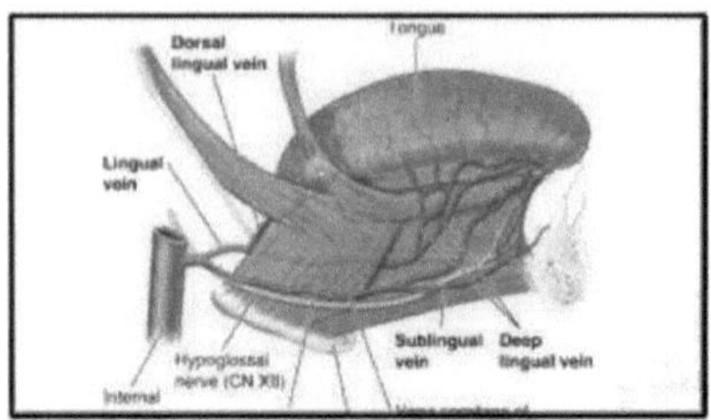

Fig.17: Drenagem venosa

INERVAÇÃO NERVOSA

NERVO GLOSSOFARÍNGEO

O gosto e a sensação geral da parte faríngea da língua são transportados pelo nervo glossofaríngeo [IX]. O nervo glossofaríngeo [IX] deixa o crânio através do **forame jugular** e desce ao longo da superfície posterior do músculo estilofaríngeo. Ele passa ao redor da superfície lateral do músculo estilofaríngeo e, em seguida, desliza através do aspeto posterior do espaço entre os músculos constritor superior, constritor médio e milo-hióideo. O nervo passa então para a frente na parede orofaríngea, logo abaixo do pólo inferior da amígdala palatina, e entra na parte faríngea da língua, profundamente aos músculos estiloglosso e hioglosso. Para além do paladar e da sensação geral no terço posterior da língua, há ramos que se deslocam anteriormente para o sulco terminal da língua para transportar o paladar e a sensação geral das papilas palatinas (Fig. 18).

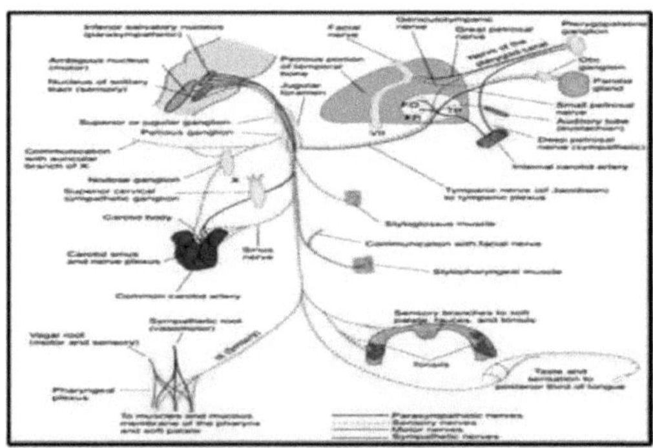

Fig.18: Inervação nervosa da língua

NERVE LINGUAL

A inervação sensorial geral dos dois terços anteriores ou da parte oral da língua é transportada pelo **nervo lingual**, que é um ramo principal do nervo mandibular. Tem origem na fossa infratemporal e passa anteriormente para o assoalho da cavidade oral, atravessando o espaço entre os músculos milo-hióideo, constritor superior e constritor médio. Ao atravessar o espaço, passa imediatamente abaixo da fixação do constritor superior à mandíbula e continua para a frente na superfície medial da mandíbula, adjacente ao último dente molar e profundamente à gengiva. Nesta posição, o nervo pode ser palpado contra o osso, colocando um dedo na cavidade oral. O nervo lingual continua anteromedialmente através do assoalho da cavidade oral, passa por baixo do ducto submandibular e sobe para a língua na superfície externa e superior do músculo hioglosso. Além da sensação geral da parte oral da língua, o nervo lingual também **transmite a sensação geral da mucosa do assoalho da cavidade oral e da gengiva associada aos dentes inferiores.** O nervo lingual também transporta **fibras parassimpáticas e gustativas da parte oral da língua que fazem parte do nervo facial [VII].**

NERVE FACIAL

O paladar (SA) da parte oral da língua é transportado para o sistema nervoso central pelo nervo facial. As fibras sensoriais especiais do nervo facial deixam a língua e a cavidade oral como parte do nervo lingual. As fibras entram então no **nervo corda do tímpano,** que é um ramo do nervo facial que se junta ao nervo lingual na fossa infratemporal (Fig. 19).

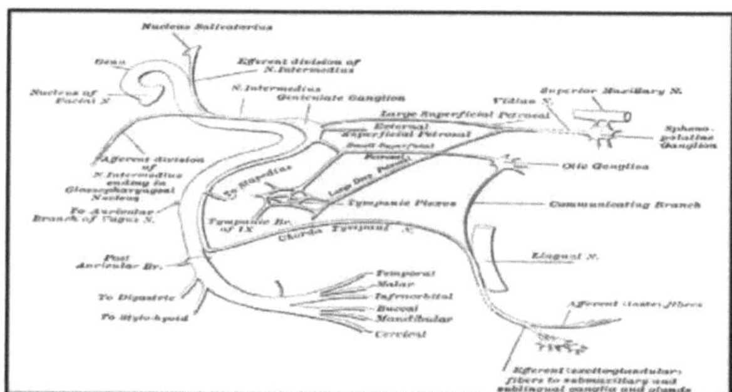

Fig. 19: Nervo facial

NERVO HIPOGLOSSO

Todos os músculos da língua são inervados pelo nervo hipoglosso, exceto o músculo palatoglosso, que é inervado pelo nervo vago. O nervo hipoglosso deixa o crânio através do **canal hipoglosso** e desce quase verticalmente no pescoço até um nível logo abaixo do ângulo da mandíbula. Aqui, faz um ângulo acentuado para a frente em torno do ramo esternocleidomastóideo da artéria occipital, cruza a artéria carótida externa e continua para a frente, cruzando a alça da artéria lingual, para alcançar a superfície externa do terço inferior do músculo hioglosso. O nervo hipoglosso [XII] segue o músculo hioglosso através do espaço entre os músculos constritor superior, constritor médio e milo-hióideo para alcançar a língua. Na parte superior do pescoço, um ramo do ramo anterior de C1 une-se ao nervo hipoglosso. A maioria dessas fibras de C1 deixa o nervo hipoglosso como a raiz superior do nervo **ansacervical** (Fig. 20). Perto da borda posterior do músculo hioglosso, as fibras restantes deixam o nervo hipoglosso e formam dois nervos (Fig. 21):

- O ramo tiro-hióideo, que permanece no pescoço para inervar o músculo tiro-hióideo;
- O ramo do genio-hióideo, que passa para o pavimento da cavidade oral para inervar o genio-hióideo.

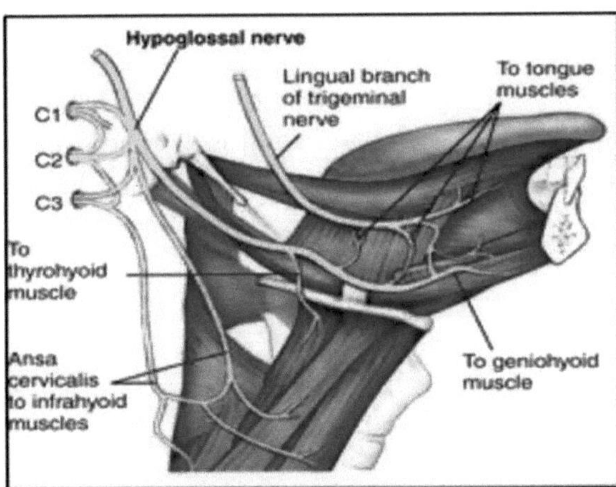

Fig. 20: Nervo hipoglosso

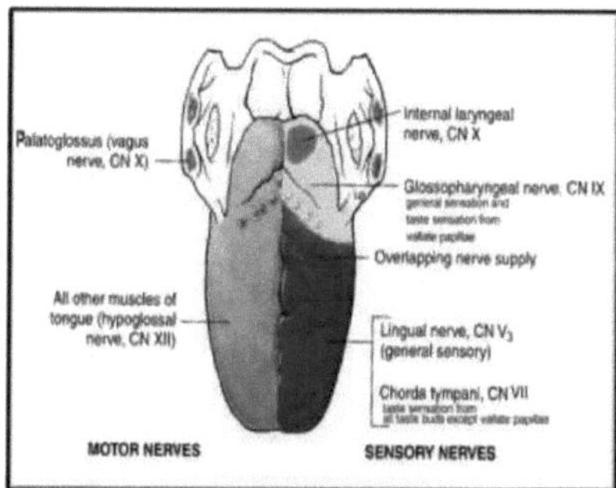

Fig. 21: Inervação

DRENAGEM LINFÁTICA DA LÍNGUA

Todos os vasos linfáticos da língua drenam, em última análise, para a cadeia cervical profunda de nódulos ao longo da veia jugular interna (Fig. 22):

- a **parte faríngea** da língua drena através da parede faríngea diretamente para o **nódulo jugulodigástrico** da cadeia cervical profunda;
- a **parte oral** da língua drena diretamente para os **gânglios cervicais profundos** e indiretamente para estes gânglios, passando primeiro pelo músculo milo-hióideo e pelos **gânglios submentais e submandibulares.**

Os nódulos submentais são inferiores aos músculos milo-hióideos e entre os músculos digástricos, enquanto os nódulos submandibulares estão abaixo do assoalho da cavidade oral ao longo do aspeto interno das margens inferiores da mandíbula. A ponta da língua drena através do músculo milo-hióideo para os gânglios submentais e depois principalmente para o gânglio jugulo-omohióideo da cadeia cervical profunda.

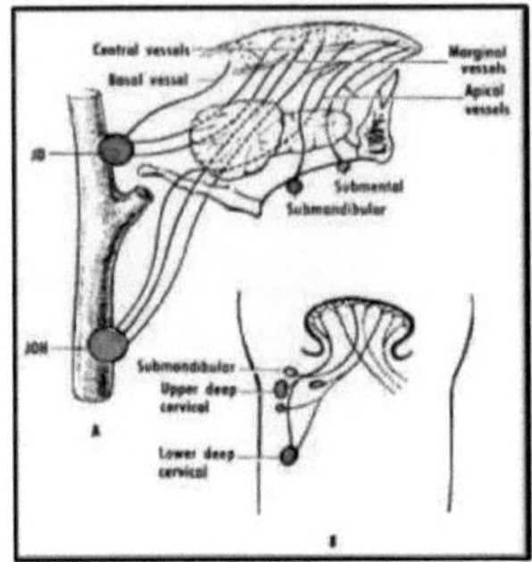

Fig. 22: Drenagem linfática da língua

Anomalias do desenvolvimento da língua

As anomalias estruturais e de desenvolvimento da língua são caraterísticas comuns.

As diversas variações morfológicas que podem ocorrer durante o desenvolvimento da língua são:

- "Aglossia
- "Microglossia
- Macroglossia
- Anquiloglossia
- Fenda na língua
- Língua fissurada
- Língua geográfica
- Língua peluda
- Glossite romboide mediana

TUMORES BENIGNOS DA LÍNGUA

- Hemangioma capilar
- Fibroma
- Hemangioma cavernoso
- Granuloma de células gigantes
- Lipoma
- Linfangioma
- Schwannoma

TUMORES MALIGNOS DA LÍNGUA

- Carcinoma de células escamosas
- Carcinoma verucoso
- Linfoma não-Hodgkin

LESÕES TRAUMÁTICAS/REACCIONAIS DA LÍNGUA

- Hiperplasia fibrosa reactiva
- Úlcera traumática
- Granuloma piogénico
- Queratose por fricção

LESÕES INFECCIOSAS DA LÍNGUA

- Papiloma escamoso oral
- Leucoplasia pilosa oral
- Candidíase
- Abcesso sublingual

HEREDITÁRIA, CONGÉNITA, DE DESENVOLVIMENTO E ADQUIRIDA ANOMALIAS DA LÍNGUA

- Nevo de esponja branco
- Papilite foliar
- Angina bolhosa hemorrágica
- Língua bifurcada/tetrafurcada
- Careca; língua despapilada
- Alteração papilomatosa

DOENÇAS AUTO-IMUNES

- Líquen plano
- Lesão vesiculobolhosa

DOENÇAS POTENCIALMENTE MALIGNAS

- Leucoplasia
- Fibrose submucosa oral

Aglossia

O termo aglossia refere-se à ausência congénita de toda a língua, o que representa uma condição extremamente rara. A etiologia é uma anomalia rara em que as tumefacções linguais laterais e o tuberculum impar não se desenvolvem durante a embriogénese[6]. A aglossia raramente é isolada e geralmente é acompanhada de outras anomalias, como retardo mental, baixa estatura e deformidades craniofaciais, como micrognatia, fenda palatina ou labial, assimetria facial e anodontia parcial (Fig. 24)[7].

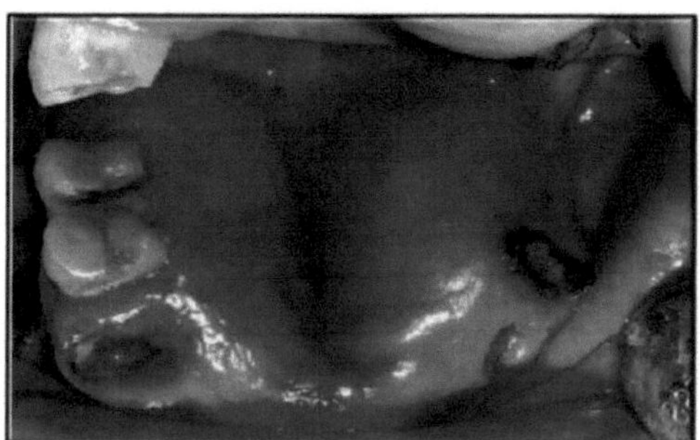

Fig. 24: Aglossia

Tratamento

A língua é responsável pela fala, deglutição, sucção, paladar e desenvolvimento da mandíbula. Na sua ausência, o pavimento da boca tem uma capacidade notável de hipertrofia e de adaptação às funções do órgão em falta na deglutição e na mastigação. A úvula alarga-se para fechar a orofaringe e forçar o ar através da passagem nasal para a articulação da passagem nasal. No entanto, uma abordagem multidisciplinar para o tratamento continua a ser uma necessidade.[8] As sequelas da glossia envolvem várias condições que não podem ser tratadas com um único procedimento. Para tratar os problemas anatômicos, funcionais, psicológicos, nutricionais e estéticos, é necessária uma abordagem multidisciplinar com a participação de profissionais das áreas de nutrição, psicologia, fonoaudiologia, odontologia geral, ortodontia, cirurgia maxilofacial e implantodontia.

Microglossia

É um termo que se refere a uma língua anormalmente subdesenvolvida. É uma condição de desenvolvimento extremamente rara que pode afetar as funções respiratórias, de alimentação e de fala do paciente, além de outras estruturas intra-orais (Fig. 25).[10] No exame físico, várias anomalias orais podem estar presentes em associação com microglossia ou aglossia. Esses pacientes tendem a ter um estreitamento da face referido por muitos como "semelhante a um pássaro", juntamente com retrognatia, abóbada palatina alta e sobremordida excessiva.

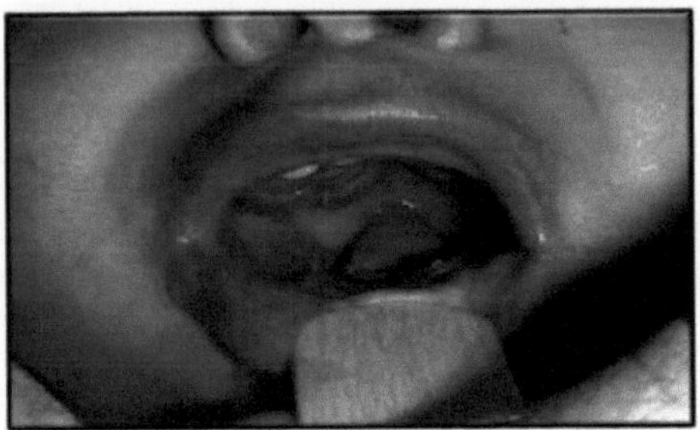

Fig.25: Microglossia

Etiologia:

A microglossia pode resultar de traumatismo celular fetal nas primeiras semanas de gestação. Um estudo anterior sugeriu que o tuberculum impar não contribui significativamente para a formação da língua na microglossia. Frequentemente, esta anomalia apresenta-se em associação com anomalias dos membros e é agrupada como síndroma de hipoglossia-hipodactilia[11].

Tratamento

Em última análise, a presença de microglossia tem um efeito prejudicial sobre a fase oral da deglutição, porque a língua é demasiado pequena para alcançar o palato duro e demasiado curta e deslocada posteriormente para impulsionar eficazmente um bolo alimentar, os esforços reconstrutivos devem centrar-se na melhoria da função da língua, melhorando a sua posição, massa e mobilidade. Isso pode ser feito avançando a posição da língua para dentro da cavidade oral, alongando a língua, aumentando a língua, abaixando o palato duro, ou qualquer combinação dessas abordagens. O avanço da posição da língua pode ser realizado através de osteogénese de distração mandibular bilateral ou técnicas de glossopexia.[12] O alongamento da língua pode ser realizado através de técnicas de z-plastia e o aumento pode ser realizado com o auxílio de transferência livre de tecido. Uma prótese em gota palatina poderia ser confeccionada em idade precoce para diminuir a distância entre a língua e o palato duro. Uma intervenção mais precoce é tecnicamente mais complexa, mas pode trazer o benefício de um melhor resultado funcional global, dada a plasticidade do cérebro em desenvolvimento e a capacidade superior da criança para se adaptar a mudanças dramáticas na sua anatomia.

Macroglossia

Macroglossia é um termo generalizado usado para descrever a língua que se projeta para além dos dentes durante uma postura natural de repouso (Fig. 26). É uma condição incomum que pode levar a várias alterações como deformidades dento-músculo-esqueléticas, instabilidade do tratamento ortodôntico, problemas mastigatórios, respiratórios e de fonação, caracterizada pelo aumento do tamanho da língua, podendo ser causada por malformações congénitas ou doenças adquiridas.[13] Clinicamente, a língua estava aumentada em largura e comprimento, ou em todas as dimensões. Havia também distúrbios na fonação, má oclusão, infeção torácica recorrente, salivação com queilite angular e apnéia do sono. [14] A etiologia da macroglossia verdadeira pode ser devida a uma condição primária da língua ou a uma desordem sistémica. Uma grande variedade de doenças primárias da língua pode causar o aumento da língua (um aumento da quantidade de tecido na língua), por exemplo, tiroide lingual, quistos, tumores, hemangiomas, miosite, etc. A macroglossia verdadeira resultante de distúrbios sistémicos pode constituir uma caraterística diagnóstica importante desses distúrbios (por exemplo, hipotiroidismo, síndrome de Down, acromegalia, etc.), podendo resultar de um comprometimento neurológico da língua ou de uma cavidade bucal relativamente pequena.[15] O tratamento da macroglossia depende da sua etiologia e geralmente inclui a correção da doença sistémica subjacente ao aumento da massa lingual, tratamento cirúrgico, radioterapia e tratamento de anomalias ortodônticas que possam ter sido causadas pela condição.[16]

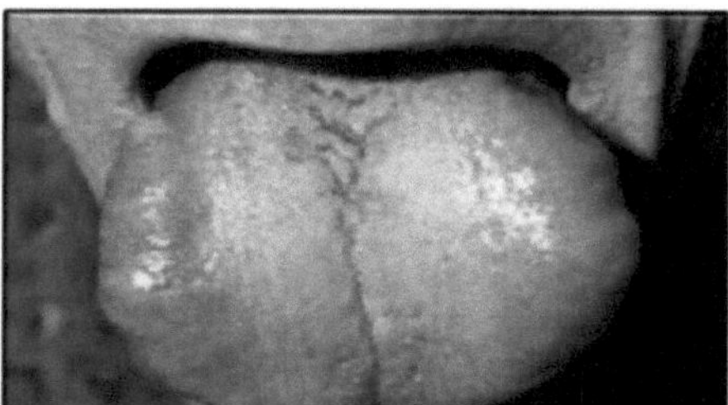

Fig.26: Macroglossia

Anquiloglossia

A anquiloglossia (laço da língua) é uma anomalia congénita caracterizada por um frénulo lingual curto, espesso e fibroso que liga a parte inferior da ponta da língua ao pavimento da boca (Fig. 27), que pode restringir a mobilidade da língua e, por conseguinte, causar dificuldades na amamentação dos bebés. O laço pode ser completo ou parcial. Esta anomalia provoca limitações no movimento da língua. A língua não pode ser projetada para além dos dentes incisivos inferiores. As principais preocupações orais e gerais desta anomalia congénita são a fala (articulação das palavras), a deglutição, a sucção (leva a problemas de amamentação) e a má higiene oral. A articulação dos sons da criança pode levar ao embaraço em grupos sociais.[17]

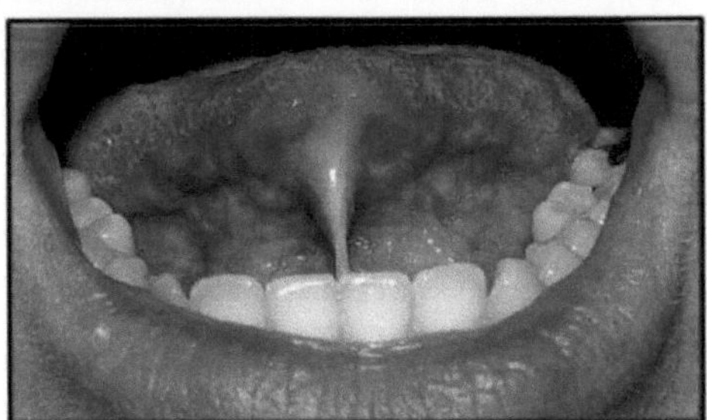

Fig. 27: Anquiloglossia

Etiologia:

Normalmente, o frénulo lingual separa-se antes do nascimento, permitindo que a língua tenha liberdade de movimentos. Com o trava-línguas, o frênulo lingual permanece preso ao fundo da língua. A razão pela qual isto acontece é largamente desconhecida, embora alguns casos de língua presa tenham sido associados a determinados factores genéticos. A anquiloglossia ocorre normalmente sem outras anomalias congénitas. Raramente, fendas orofaciais (ou seja, lábio leporino, fenda palatina) e outras síndromes craniofaciais foram relatadas com anquiloglossia, como a síndrome de Pierre Robin. De acordo com Elvira et al., foram definidos cinco graus para o laço de língua[18].

Grau 1: A língua tem um movimento totalmente livre; a ponta da língua pode atingir o seu ponto mais alto.

Grau 2: Uma hipertrofia ligeira, embora a língua tenha quase toda a mobilidade. Observa-se quando a boca se abre ao máximo; há um ligeiro impedimento na elevação da língua.

Grau 3: Hipertrofia moderada registada com uma deficiência moderada da mobilidade lingual.

Grau 4: É um frénulo com um nível bastante reduzido de mobilidade lingual; a língua está baixa, mas a base da língua e o frénulo ainda podem ser observados. O grau é grave e, consequentemente, requer cirurgia.

Grau 5: A mobilidade lingual é muito limitada. É o que se designa por grave.

O tratamento inclui a remoção cirúrgica do frénulo lingual (Frenectomia ou Frenotomia) seguida de exercícios de treino da língua e terapia da fala para restaurar a função da língua. Se esta anomalia não causar qualquer problema, não há necessidade de tratamento[19].

Fenda na língua

Uma língua bífida ou fissurada (glossoschissis) é uma língua com um sulco ou fenda que corre longitudinalmente ao longo da ponta da língua (Fig. 28).

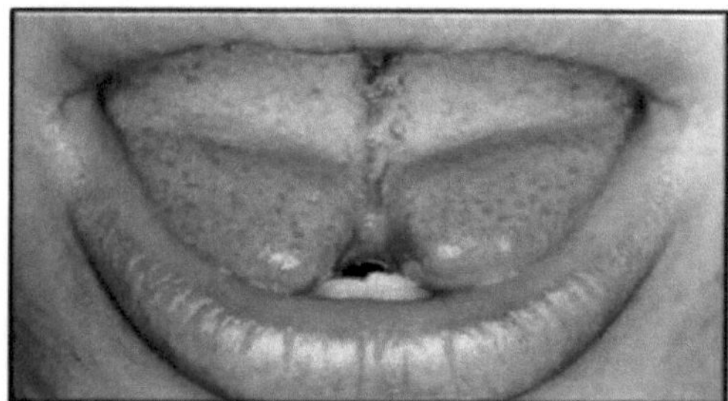

Fig. 28: Fenda na língua

Etiologia

É o resultado de distúrbios na formação dos 2/3 anteriores da língua que resultam da fusão de duas tumefacções laterais com o tuberculum impar. A língua bífida pode ser uma deformidade isolada e também tem sido relatada como associada à diabetes materna. Foram registados dois bebés com uma língua bífida nascidos de mães diabéticas. Também pode estar associada à fenda palatina. Suspeita-se que as deformidades combinadas do palato e da língua sejam manifestações de vários tipos do grupo heterogéneo de síndromes digitais orofaciais.[20]

Tratamento

As "metades" da língua foram orientadas e uma única camada de suturas absorvíveis enterradas, seguida de uma segunda camada de suturas absorvíveis contínuas, e a localização na linha média protegeu o fornecimento neurovascular.[21]

Língua fissurada (FT)

A língua fissurada, também conhecida como língua plicata (LP), língua escrotal e língua sulcada, é uma condição frequentemente observada na população em geral. Acredita-se que a FT seja uma anomalia congénita (Fig. 29). Clinicamente, é caracterizada por sulcos que variam em profundidade e são notados ao longo dos aspectos dorsal e/ou dorsolateral da língua. Além disso, a FT apresenta muitas papilas aumentadas e lisas, que são papilas filiformes[22]. O diagnóstico clínico da FT é baseado em sulcos profundos ou fissuras nas superfícies dorsal e lateral da língua de até 6 mm. Atualmente, não existe consenso quanto ao estabelecimento de critérios mais universais para o diagnóstico da FT.[23]

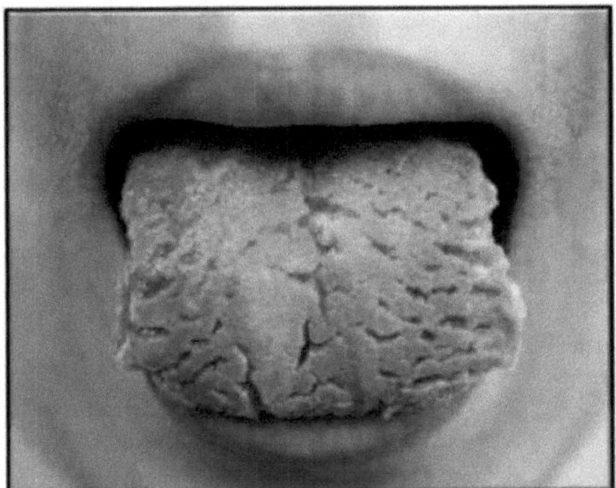

Fig.29: Língua fissurada

Etiologia

A etiologia da LP ainda não é totalmente conhecida. Presume-se a existência de um componente hereditário poligénico ou autossómico dominante, uma vez que o LP se concentra em famílias com outros indivíduos afectados. No entanto, a diferença de prevalência observada em vários grupos etários sugere que o LP não tem uma origem essencialmente genética. A causa mais conhecida do LP é a idade. Um fator adicional que influencia o desenvolvimento da PL é a hipossalivação, que, por sua vez, também está associada à idade. Para além disso, a LP ocorre com particular frequência em indivíduos que usam uma prótese removível, bem como em casos de psoríase ou terapia oncológica. Por vezes, a língua plicada ocorre em combinação com uma língua geográfica. Verificou-se que a língua fissurada está associada a determinados síndromes, como o síndrome de Down, o síndrome oral-facial-digital tipo I, o síndrome de Pierre Robin e até mesmo o síndrome de Sjogren.[24] Foram encontrados clinicamente dois tipos principais de FT: as fissuras cobrem toda a superfície do dorso da língua ou localizam-se na parte dorsolateral da língua.

Sistema de classificação da língua fissurada[25]

1. **Com base no padrão das fissuras da língua**

a. Padrão longitudinal central.

b. Padrão transversal central: fissura/fissuras horizontais que atravessam a linha média.

c. Padrão longitudinal lateral: fissuras/fissuras verticais que correm lateralmente em direção à linha média.

d. Padrão de ramificação: fissuras transversais que se estendem a partir da fissura longitudinal central (aspeto de árvore ramificada).

e. Padrão difuso: fissuras distribuídas de forma difusa pela superfície dorsal da língua

2. **Com base no número de fissuras na língua**:

a. Ligeira: fissuras na língua em número de 1 a 3.

b. Moderada: língua com mais de 3 fissuras.

c. Grave: língua com mais de 10 fissuras.

3. **Com base nos sintomas associados**, como a sensação de ardor e a sensação de acumulação de alimentos:

a. Sem sensação de ardor.

b. Com sensação de ardor.

Normalmente, não é necessário qualquer tratamento. Se as fissuras forem suficientemente profundas para que os resíduos alimentares fiquem presos nelas e persistam, pode ocorrer uma inflamação. Neste caso, o doente deve ser informado sobre a inocuidade da condição e instruído sobre a limpeza correta da língua. Outras medidas gerais incluem evitar o tabaco, o álcool e os alimentos que irritam a mucosa da língua.

Língua geográfica (GT)

A língua geográfica, também conhecida como glossite migratória benigna, é uma doença inflamatória crónica benigna da língua. Caracteriza-se por lesões eritematosas com atrofia das papilas filiformes, rodeadas por áreas brancas limitadas nos aspectos dorsal e lateral da língua, produzindo um aspeto de mapa (Fig. 30). Estas lesões mudam de tamanho e forma com o tempo, caracterizando-se por períodos de exacerbação e remissão sem cicatrização.[26] Clinicamente, a GT é caracterizada por uma área eritematosa e atrófica circunscrita por uma linha branco-amarelada. As lesões mudam frequentemente de localização e forma num período de poucos minutos e afectam principalmente o dorso da língua.

O diagnóstico baseia-se na história e no exame clínico, consistente com lesões crónicas, migratórias e macroscópicas no epitélio da língua que mudam de tamanho, cor e posição. Os exames laboratoriais de rotina, incluindo hemograma completo, velocidade de sedimentação e níveis de proteína C reactiva e glicose, são geralmente normais.[27]

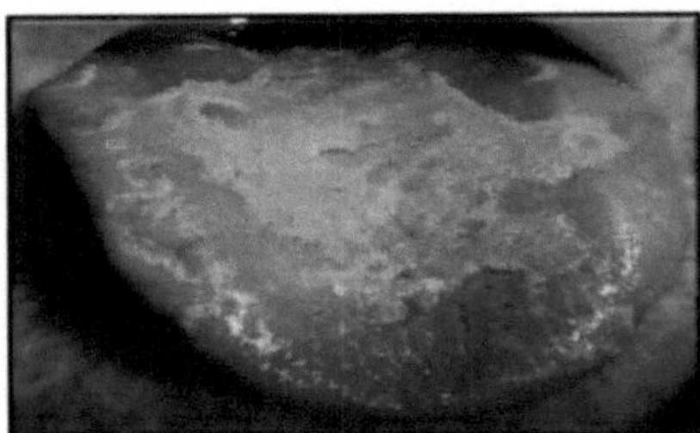

Fig.30 : Língua geográfica

<u>Etiologia:</u> é uma doença inflamatória crónica que afecta 4,8% da população mundial. Alguns investigadores classificaram-na como anomalia congénita ou como doença hereditária, enquanto outros acreditam que esta lesão tem uma etiologia multifatorial, incluindo factores psicológicos, condições alérgicas, psoríase e deficiências nutricionais. Algumas infecções bacterianas e fúngicas estão relacionadas com a língua geográfica devido à natureza das lesões inflamatórias. No entanto, nenhum micro-organismo em particular foi consistentemente encontrado em associação com a doença.[28]

Classificação da língua geográfica (Dafar et al., 2016).[26]

1. Classificação da língua geográfica de acordo com o número de lesões observadas.

(A) Ligeira (lesão única)

(B) Moderado (2-5 lesões)

(C) Grave (6 lesões ou mais)

2. Classificação da língua geográfica de acordo com a atividade das lesões.

(A) As lesões activas têm bordos brancos ou vermelhos bem demarcados.

(B) As lesões passivas não apresentam bordos esbranquiçados distintos, mas continuam a ter áreas depapiladas.

Tratamento

Trata-se de uma lesão benigna e geralmente assintomática, pelo que o doente com língua geográfica não recebe tratamento. O tratamento sintomático baseia-se na utilização de bochechos orais contendo anestésicos, corticosteróides tópicos, vitamina A, anti-histamínicos e suplementos de zinco. Recomenda-se também que se evite o contacto com factores irritantes e infecciosos, tais como dentaduras e aparelhos ortodônticos, que podem agravar a situação. O doente deve ser instruído em relação à dieta, evitando alimentos ácidos e condimentados. Para além disso, os doentes devem ser instruídos para manterem sempre uma boa higiene oral.

Língua pilosa (HT)

É uma condição médica benigna caracterizada por papilas linguais filiformes alongadas com um aspeto típico de tapete no dorso da língua.[29] A língua pilosa também pode ter um aspeto castanho, amarelo, verde, azul ou mesmo despigmentado (Fig. 31). Normalmente, causa preocupações estéticas e halitose ao doente.

O diagnóstico da TH baseia-se principalmente num exame intra-oral visual. A TH mostra uma predileção pela parte dorsal da língua, anterior às papilas circunvaladas e ao sulco terminal[30]. O exame microscópico pode ser utilizado como um complemento ao diagnóstico, demonstrando papilas filiformes alongadas na parte dorsal da língua com mais de 3 mm de comprimento. As culturas podem ser consideradas para excluir infecções bacterianas ou fúngicas sobrepostas associadas à TH. A biópsia da língua é útil, mas normalmente não é necessária se a lesão parecer caraterística da TH e responder ao desbridamento mecânico. Uma análise cuidadosa dos factores precipitantes conhecidos e das alterações recentes da medicação é também fundamental para o diagnóstico da TH.

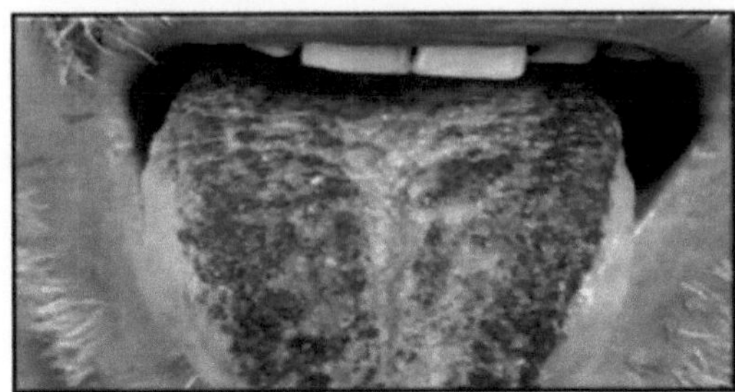

Fig.31: Língua pilosa

A etiologia ainda não foi totalmente elucidada e é provavelmente multifatorial. O sexo masculino, a idade avançada, o tabagismo, o consumo de álcool, a xerostomia, a má higiene oral, a nevralgia do trigémeo e determinados medicamentos, como os antidepressivos e o salicilato de bismuto, colocam os doentes em maior risco de desenvolver língua negra pilosa. A língua pilosa negra também apresenta uma clara predileção por sexo e idade.

Tratamento

O objetivo da terapia é a descontinuação de potenciais agentes agressores (incluindo causas dietéticas ou medicinais) e a modificação dos factores predisponentes (tabagismo, consumo de chá preto, condições neurológicas, debilitação geral), seguida da manutenção de uma boa higiene oral e de um desbridamento suave com uma escova de dentes macia ou raspador de língua para promover a descamação da papila hiperqueratótica[30]. O enxaguamento com solução de peróxido de hidrogénio diluído pode ajudar a melhorar a descamação das papilas filiformes queratinizadas e a branquear a cor. As modificações do estilo de vida, incluindo a hidratação oral agressiva, são importantes e o aumento do consumo de frutas e vegetais crus na dieta pode ajudar a melhorar esta condição, facilitando a rugosidade da língua[29].

Glossite romboide mediana (MRG)

A glossite romboide mediana é definida como a atrofia papilar central da língua e afecta 0,01%-1,0% da população. A glossite romboide mediana localiza-se tipicamente em torno da linha média do dorso da língua. Ocorre como uma área bem demarcada, simétrica e despapilada que surge anteriormente às papilas circunvaladas (Fig. 32). No entanto, por vezes surge na localização paramedial. A superfície da lesão pode ser lisa ou lobulada.

Embora a maioria dos casos seja assintomática, alguns doentes queixam-se de dor persistente, irritação ou prurido.[31] Além disso, não é invulgar na glossite romboide mediana a existência de uma "lesão em beijo", ou área de aspereza, mais comum na área do palato duro e mole, onde a língua geralmente repousa contra o palato.

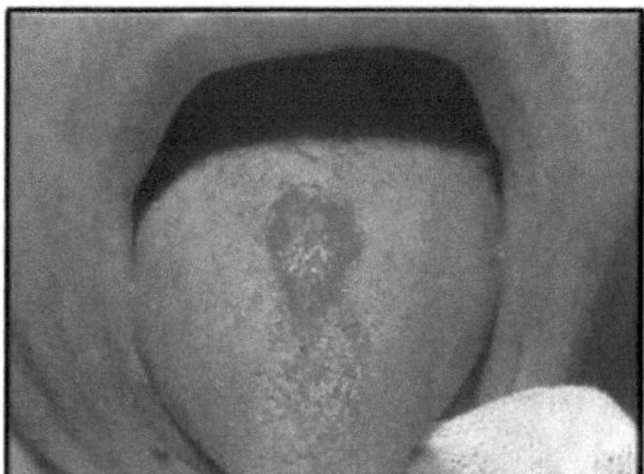

Fig.32: Glossite romboide mediana

Etiologia

Apesar da relativa frequência da MRG, pouco se sabe sobre a sua etiologia. Foi descrita como uma anomalia congénita da língua devido à incapacidade do tubérculo impar de se retrair antes da fusão das metades laterais da língua. Existem vários factores predisponentes associados à MRG, tais como o tabagismo, o uso de próteses, a diabetes mellitus, bem como infecções por cândida. A infeção por C. albicans pode ser o fator causal [32] da candidíase. Os numerosos agentes antifúngicos que foram desenvolvidos têm uma variedade de efeitos secundários. As potenciais reacções adversas e interações medicamentosas devem ser discutidas com o médico de cuidados primários do doente antes da prescrição de qualquer agente específico.[33]

TUMORES BENIGNOS DA LÍNGUA

Hemangioma capilar

Hemangioma capilar, uma lesão benigna da língua. Clinicamente, o hemangioma capilar é uma lesão exofítica lisa ou lobulada que se manifesta como pequenas pápulas eritematosas vermelhas numa base pedunculada ou, por vezes, séssil, que é geralmente hemorrágica e compressível (Fig. 33)[34]. Clinicamente, a lesão é lenta, assintomática e indolor, mas também pode crescer rapidamente. O tratamento inclui observação para remissão espontânea e utilização de corticosteróides tópicos, intralesionais e sistémicos, criocirurgia, radiação, embolização e terapia laser.

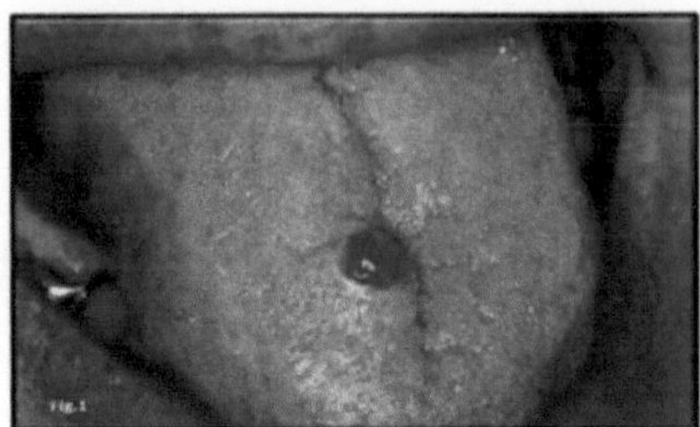

Fig.33: Hemangioma capilar

Fibroma

O fibroma traumático ou irritativo é uma lesão oral exofítica e reactiva benigna comum que se desenvolve secundariamente a uma lesão[35]. O fibroma é o resultado de um processo de reparação crónica que inclui tecido de granulação e formação de cicatriz, resultando numa massa submucosa fibrosa (Fig.34).[36] As recidivas são raras e podem ser causadas por trauma repetitivo no mesmo local. A lesão não apresenta risco de malignidade. A remoção cirúrgica do crescimento é necessária, e o profissional de odontologia deve avaliar quaisquer hábitos crônicos que possam ser o fator causal.

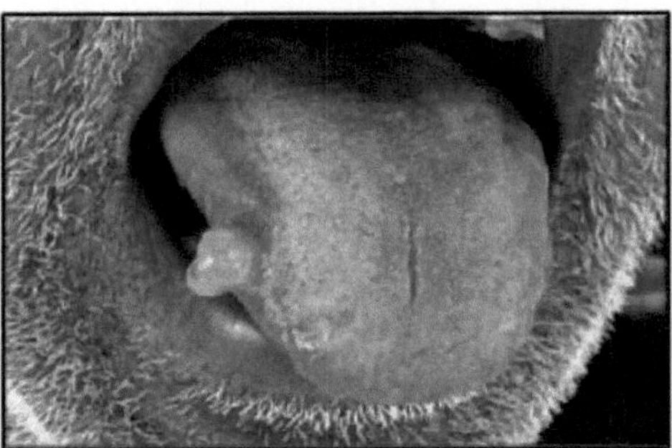

Fig. 34 : Fibroma

Hemangioma cavernoso

O hemangioma cavernoso é formado por grandes vasos de paredes finas, ou sinusóides, revestidos por células epiteliais separadas por uma fina camada de septos de tecido conjuntivo (Fig. 35). Quase nunca é encapsulado. O tratamento das anomalias vasculares da língua é geralmente a embolização endovascular pré-operatória seguida de ressecção cirúrgica da lesão ou ressecção parcial da língua, dependendo do tamanho da lesão.[37]

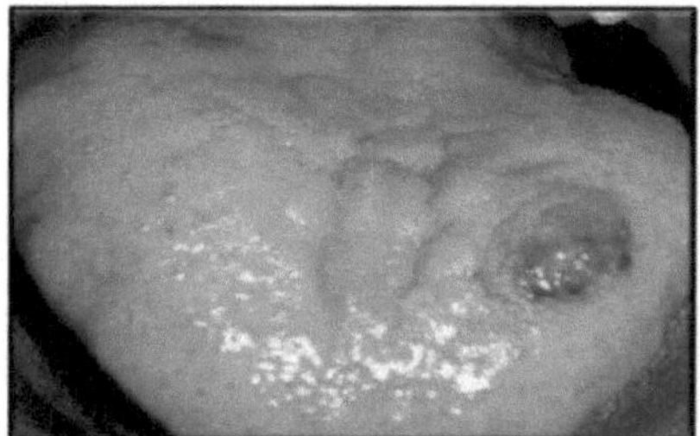

Fig.35: Hemangioma cavernoso

Granuloma de células gigantes

Trata-se de uma proliferação reactiva exuberante de células gigantes multinucleadas que formam uma massa na língua. É um processo reativo sem potencial maligno (Fig. 36). As caraterísticas clínicas incluem nódulos borrachudos azul-avermelhados que variam em tamanho de alguns milímetros a

3 cm.O tratamento inclui excisão cirúrgica local.[38]

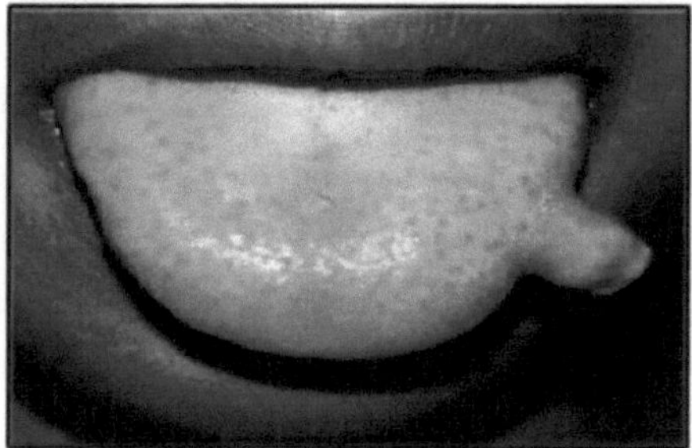

Fig.36: Granuloma de células gigantes

Lipoma

Os lipomas são as neoplasias mesenquimatosas de tecidos moles mais comuns e geralmente apresentam um crescimento lento e assintomático (Fig. 37). O lipoma é caracterizado por um componente fibroso significativo misturado com os lóbulos de células adiposas. Clinicamente, apresentam-se geralmente como tumefacções submucosas bem demarcadas, de crescimento lento e indolores, que podem ter uma cor amarelada ou semelhante à da mucosa circundante, dependendo da espessura do epitélio sobrejacente. A taxa de recorrência dos lipomas da língua é de 3 a 62,5%[39].

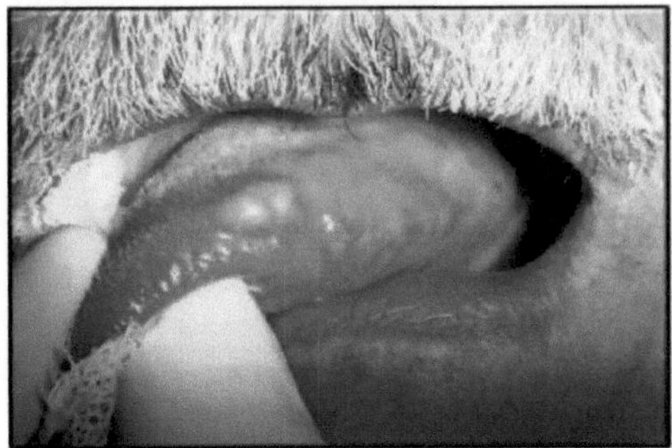

Fig.37: Lipoma

Linfangioma

O linfangioma é uma doença rara, benigna e congénita, de etiologia desconhecida, que se origina nos vasos linfáticos[40]. Os linfangiomas da língua apresentam tipicamente múltiplos nódulos semelhantes a bolhas ou uma superfície de seixos que se assemelha a um aglomerado de vesículas translúcidas na superfície dorsal alargada da língua (Fig. 38). Os linfangiomas da língua foram divididos em quatro categorias. Esta lesão é comum e ocorre maioritariamente na superfície dorsal e no bordo lateral da língua ( ). Os dois terços anteriores da superfície dorsal da língua são o local mais comum para os linfangiomas intra-orais que levam à macroglossia. O tratamento tem como objetivo a excisão cirúrgica completa. A excisão cirúrgica parcial, a injeção de soluções esclerosantes, a eletrocoagulação, a crioterapia, a embolização, a administração de esteróides, a radiação e a cirurgia a laser podem ser outras modalidades de tratamento do linfangioma difuso da língua.

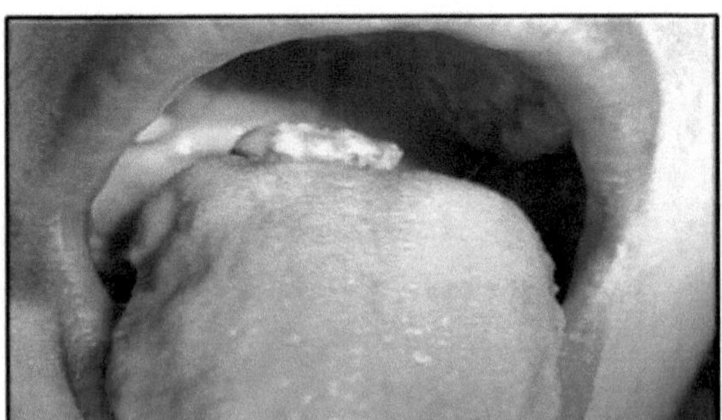

Fig. 38: Lifangioma

Schwannoma

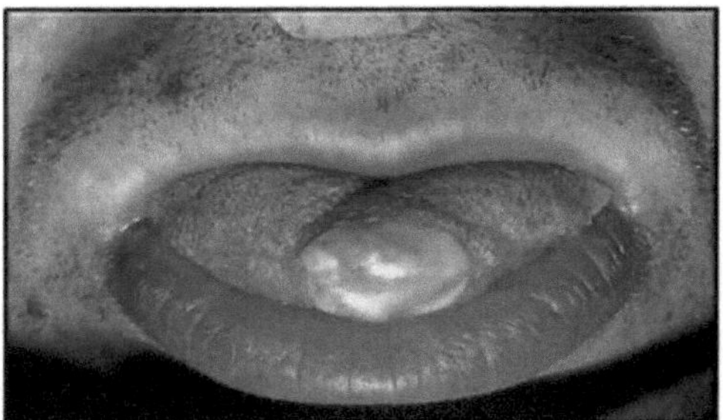

Fig.39: Schwanoma

O schwannoma é um tumor benigno, encapsulado, de crescimento lento e geralmente solitário, que surge das células de schwann da bainha do nervo periférico (fig. 39)41. Os schwannomas originam-se das células de schwann e são geralmente encapsulados. Os schwannomas da língua ocorrem mais frequentemente entre a segunda e a quarta décadas de vida e não têm predileção pelo sexo, apresentando-se muitas vezes como uma massa indolor. A ressecção transoral é a abordagem padrão para o tratamento da grande maioria destes tumores. A taxa de recorrência é muito baixa e a transformação maligna é muito rara.

TUMORES MALIGNOS DA LÍNGUA

Carcinoma de células escamosas

O carcinoma de células escamosas da língua (CECL) é um dos tumores mais comuns da região da cabeça e do pescoço (Fig. 40). Cerca de 95% dos cancros da cavidade oral são carcinomas de células escamosas. Ocorre geralmente entre os 50 e os 70 anos de idade.4[2] Ocorre normalmente na superfície dorsal da língua, na base da língua e metastiza para os nódulos submandibulares e jugulares. O sinal mais comum do carcinoma espinocelular na língua é uma massa indolor ou uma úlcera que se torna mais dolorosa se for secundariamente infetada. O tumor é normalmente endurecido superficialmente com bordos ligeiramente elevados e desenvolve uma massa exofítica fungante ou infiltra-se nas camadas profundas da língua, produzindo fixação e endurecimento sem grandes alterações na superfície da língua. A porção posterior da língua tem geralmente um risco elevado de malignidade, metastatiza mais cedo e oferece um pior prognóstico devido à inacessibilidade ao tratamento. As metástases ocorrem com maior frequência no caso do cancro da língua. O procedimento de tratamento é geralmente a excisão cirúrgica e a radioterapia.

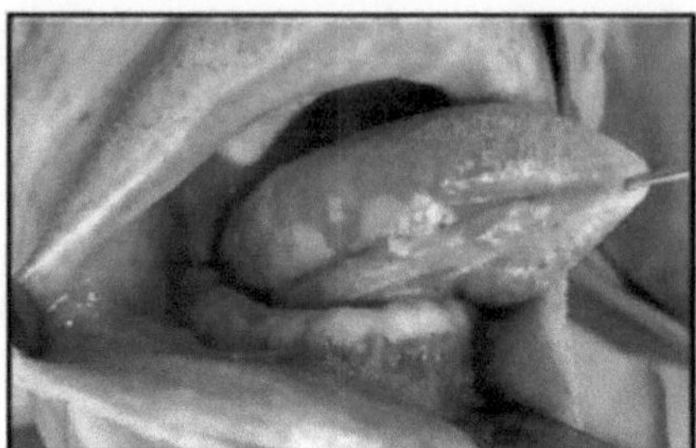

Fig.40: Carcinoma de células escamosas

Carcinoma verrucoso

O carcinoma verrucoso é uma variante rara do carcinoma espinocelular bem diferenciado que tem algumas caraterísticas únicas. A neoplasia é habitualmente exofítica e parece ser de natureza papilar, com uma superfície de seixos por vezes coberta por uma película leucoplásica branca (Fig. 41). As lesões têm normalmente pregas semelhantes a rugas com fendas profundas entre elas[43]. Os gânglios linfáticos regionais estão frequentemente sensíveis e aumentados. As queixas mais comuns são a dor e a dificuldade de mastigação. O tratamento inclui cirurgia ou radiação.

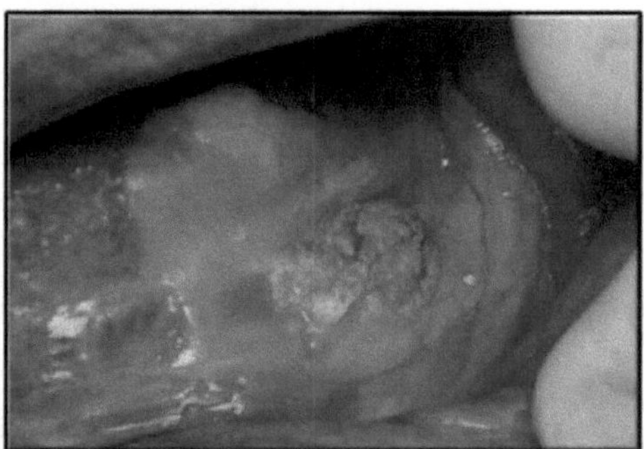

Fig.41: Carcinoma verrucoso

Linfoma não-Hodgkin

Os linfomas são neoplasias malignas das linhas celulares dos linfócitos. O linfoma não-Hodgkin (LNH) da região oral é raro. É geralmente identificado pela assimetria da língua, à palpação digital uma grande massa submucosa envolve geralmente o bordo lateral da língua (Fig. 42). Os sintomas mais comuns são inchaço, dor e desconforto, envolvimento da tonguemusculatura intrínseca causando restrição de movimentos, disartria e disfagia.[44] Ocasionalmente, o tumor pode causar obstrução das vias aéreas superiores. Os tratamentos mais comuns para o linfoma não-Hodgkin incluem quimioterapia, radiação, imunoterapia, incluindo anticorpos monoclonais inibidores da tirosina quinase, transplante de células estaminais e cirurgia.

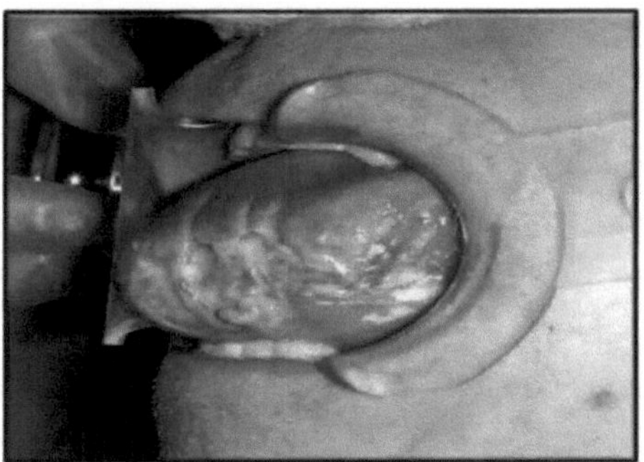

Fig.42: Linfoma não Hodgkins

TUMORES TRAUMÁTICOS DA LÍNGUA

Hiperplasia fibrosa reactiva As lesões hiperplásicas reactivas são proliferações não neoplásicas semelhantes a tumores, devidas a irritação crónica ou traumatismo.O aspeto clínico das lesões reactivas é muito semelhante ao das proliferações neoplásicas.Clinicamente é uma massa séssil ou pedunculada. A cor pode ser semelhante à da mucosa ou variar consoante a extensão da inflamação.Geralmente é isolada.As lesões são assintomáticas.A taxa de recorrência é baixa e o tratamento é a excisão cirúrgica.

Ulceração traumática da língua

Se uma lesão ulcerosa durar duas semanas ou mais, é considerada crónica; caso contrário, é considerada uma úlcera aguda. As úlceras traumáticas são causadas por danos mecânicos, queimaduras térmicas, eléctricas ou químicas, sendo as mais comuns na língua, podendo persistir durante alguns dias ou mesmo várias semanas, com bordos ligeiramente elevados e avermelhados, com uma pseudomembrana necrótica branco-amarelada. As úlceras traumáticas tornam-se normalmente indolores em três dias e, após a eliminação da lesão, cicatrizam maioritariamente em 10 dias.[46]

Granuloma piogénico

O granuloma piogénico ou granuloma piogénico é uma lesão oral bem conhecida. Sabe-se que o granuloma piogénico da cavidade oral envolve frequentemente a gengiva e a língua[47]. A etiologia da lesão não é conhecida, mas diz-se que o granuloma piogénico pode ter origem numa resposta dos tecidos a pequenos traumatismos e à irritação crónica. Os granulomas piogénicos são geralmente moles, indolores e de cor vermelha profunda a púrpura avermelhada. Os granulomas piogénicos têm uma taxa de recorrência relativamente elevada após uma simples excisão.

Queratose por fricção

O aspeto clínico pode variar consoante o grau de trauma. A etiologia da queratose por fricção inclui abrasão ligeira da membrana mucosa por dentes afiados, mordedura da bochecha e dos lábios, irritação da função mastigatória devido à fricção constante de um objeto externo, por exemplo, um cachimbo de tabaco ou devido a próteses mal ajustadas ou partidas[48]. Linea alba é o termo usado para descrever a linha queratótica branca na mucosa bucal ao longo do plano oclusal. Os achados clínicos podem ser de uma área mal definida de pápulas e placas cinzentas ou brancas e podem estar associados a erosões e úlceras se o trauma da mordida for extenso.

LESÕES INFECCIOSAS DA LÍNGUA

Papiloma escamoso oral

O papiloma escamoso oral é causado pelo HPV (vírus do papiloma humano). Nos cancros orais, quase todas as lesões, incluindo a língua, são causadas pelo HPV16, um subtipo do vírus HPV. As investigações indicam que cerca de 70% dos cancros orais são causados pelo HPV. Ocorre normalmente como um crescimento exofítico pedunculado, macio e indolor, com numerosas projecções semelhantes a dedos que conferem um aspeto semelhante a uma couve-flor [45].

Leucoplasia pilosa oral

A leucoplasia pilosa oral é geralmente observada em pacientes infectados pelo VIH. A LPO aparece clinicamente como uma lesão branca assintomática no bordo lateral da língua, unilateral ou bilateral, com uma superfície plana, ondulada ou peluda e não raspável.[49] A lesão é geralmente assintomática e o exame microscópico mostra hiperqueratose, acantose ligeira e um infiltrado inflamatório crónico ligeiro. A leucoplasia pilosa oral parece ser causada pela replicação produtiva do EBV (vírus Epstein Barr) no epitélio da mucosa oral, particularmente nos bordos laterais da língua.

Candidíase

A candidíase é uma infeção fúngica causada pela Candida albicans. A candidíase oral pode ser classificada como pseudomembranosa, eritematosa, hiperplásica e quelite angular. As mais comuns são a pseudomembranosa e a eritematosa. O tabagismo tem sido reconhecido como o principal fator de risco associado à candidíase.[50]O tabagismo favorece a colonização por cândida ao provocar alterações epiteliais localizadas, como o aumento da queratinização epitelial[5]1. O tratamento da candidíase envolve a eliminação dos factores predisponentes, principalmente o tabagismo, e a terapêutica antifúngica (tópica e sistémica).

ANOMALIAS HEREDITÁRIAS, CONGÉNITAS, DE DESENVOLVIMENTO E ADQUIRIDAS DA LÍNGUA

Papilite foliar

Ocasionalmente, as papilas foliadas ficam inflamadas ou irritadas, de cor vermelha, com aumento e sensibilidade associados . Estas áreas estão aumentadas, inchadas e lobulares com uma mucosa sobrejacente intacta. O diagnóstico é feito através da história de irritação mecânica do local da papila ou da história de infeção do trato respiratório superior, ou através das caraterísticas clínicas (inflamação da área, sensibilidade e cor). Os factores causais são tratados para reduzir os sintomas.[45]

Nevo de esponja branco

O nevo esponjoso branco é uma doença autossómica dominante benigna rara com penetrância variável. Caracteriza-se por placas brancas assintomáticas que afectam principalmente a mucosa oral. O nevo esponjoso branco oral apresenta-se como placas difusas brancas ou cinzentas espessadas com múltiplos sulcos e textura esponjosa localizadas na mucosa bucal, labial, gengival e no pavimento da boca. Não é mais frequente na língua e na mucosa labial (fig. 43).[48] Não é necessário qualquer tratamento no caso de nevus esponjoso branco oral assintomático. Para o reduzir clinicamente, podem ser utilizados como modalidades de tratamento o beta-caroteno, antibióticos (penicilina, azitromicina, etc.), anti-histamínicos, aplicações locais de ácido retinóico, bochechos de tetraciclina, ressecção cirúrgica e ablação por laser.

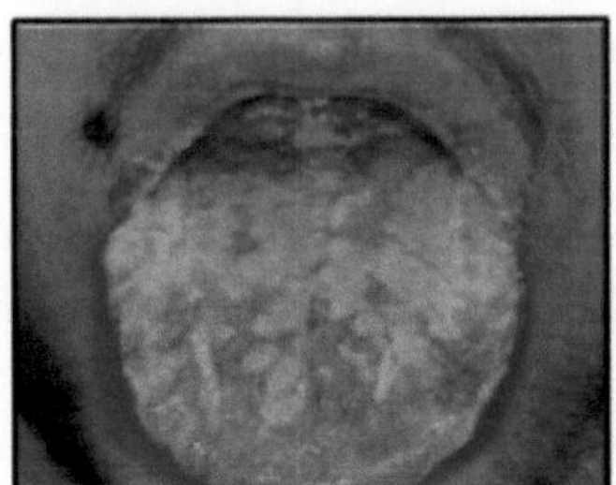

Fig.43 : Nevo de esponja branco

Líquen plano

O líquen plano (LP) é uma doença mucocutânea crónica que afecta a mucosa oral. A etiologia inclui stress, medicamentos sistémicos, materiais dentários, doença hepática crónica e vírus da hepatite C, tabagismo, doença do enxerto contra o hospedeiro. É observada frequentemente em todas as regiões da mucosa oral, sendo mais notada na mucosa bucal, gengiva e língua. Estão presentes bilateralmente na maioria dos casos. Classicamente, apresenta-se em seis tipos clínicos: Reticular (finas estrias brancas se cruzam na lesão), Atrófico (áreas de lesão eritematosa circundadas por componentes reticulares), tipo papular, tipo bolhoso, tipo placa, erosivo ou ulcerativo. O tipo reticular do líquen plano oral é muitas vezes assintomático, podendo apenas ser observado clinicamente. O líquen plano oral apresenta-se classicamente como uma lesão com linhas cinzentas esbranquiçadas irradiantes, pápulas semelhantes a fios, de aspeto aveludado. Embora não exista um tratamento específico para o líquen plano oral, está indicado o tratamento sintomático. Os corticosteróides proporcionam alívio e são a primeira escolha de medicamentos [53].

DOENÇAS POTENCIALMENTE MALIGNAS

Leucoplasia

A leucoplasia oral (LO) é a lesão potencialmente maligna mais frequente, tendo sido definida pela primeira vez pela Organização Mundial de Saúde em 1978 como uma mancha ou placa branca que não pode ser caracterizada clínica ou patologicamente como qualquer outra doença (Fig. 44). A etiologia da Leucoplasia oral é considerada multifatorial, mas considera-se que o tabagismo é um fator frequentemente envolvido, o álcool e resultados contraditórios de estudos relacionados com o possível papel da infeção pelo Vírus do Papiloma Humano. A aparência clínica da Leucoplasia Oral é classificada em dois tipos principais, o tipo homogéneo e o tipo não homogéneo, que inclui o salpicado e o nodular. A leucoplasia homogénea é uma área branca fina e uniforme que se altera ou não com a mucosa normal. O tipo salpicado é uma lesão branca e vermelha, com uma superfície predominantemente branca. As caraterísticas clínicas da leucoplasia da língua incluem manchas de cor branca ou cinzenta, espessas ou ligeiramente elevadas, endurecidas e de textura rugosa. Estas manchas podem desenvolver-se e alterar-se lentamente ao longo de semanas ou meses. Normalmente são indolores, mas podem ser sensíveis ao toque, ao calor, a alimentos picantes ou a outras irritações. O doente deve ser aconselhado a abandonar o hábito. O tratamento inclui o método cirúrgico que pode utilizar a cirurgia convencional ou a ablação por laser, a electrocauterização ou a criocirurgia.[54]

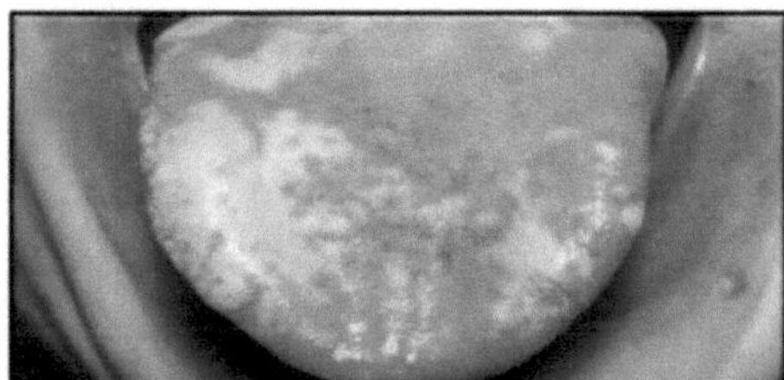

Fig.44: Leucoplasia

Fibrose submucosa oral

A fibrose submucosa oral (OSMF) é uma doença crónica e uma condição potencialmente maligna que produz fibrose tecidular (Fig. 45). A etiologia da fibrose da submucosa oral deve-se principalmente à mastigação da noz de areca. A fibrose submucosa oral ocorre mais frequentemente em mulheres do que em homens. A idade dos doentes varia entre os 20 e os 40 anos. As caraterísticas clínicas incluem incapacidade progressiva de abrir a boca (trismo) devido à fibrose oral. Estão presentes dor oral e sensação de ardor ao consumir alimentos picantes e aumento da salivação. A mucosa bucal é o local mais frequentemente afetado, mas qualquer parte da cavidade oral pode ser afetada. As caraterísticas do envolvimento da língua incluem língua rígida e pequena, pavimento da boca branqueado e coriáceo. O tratamento dos doentes com fibrose submucosa oral depende do grau de envolvimento clínico. Se a doença for detectada numa fase muito precoce, a cessação do hábito é suficiente. O tratamento médico é sintomático e tem como objetivo principal melhorar os movimentos da boca. As estratégias de tratamento incluem esteróides, injecções intralesionais semanais na submucosa ou aplicação tópica de esteróides. O tratamento cirúrgico está indicado em doentes com trismo grave e/ou resultados de biopsia que revelem alterações displásicas ou neoplásicas.[54]

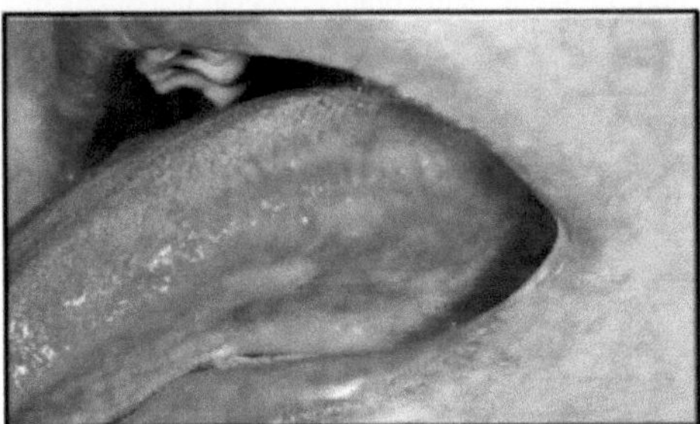

Fig.45: Fibrose submucosa oral

Biomecânica da língua

A má oclusão também pode ser causada por funções anormais, por exemplo, respiração bucal, impulso da língua, deglutição e mastigação unilateral e também por posturas anormais dos músculos circunferenciais orais, como impulso da língua para a frente, mordedura da língua e língua baixa em repouso. Os ortodontistas concordam que o movimento habitualmente anormal da língua pode causar uma variedade de más oclusões. É universalmente reconhecido que o poder da língua deforma as arcadas e muitos estudos preocupados têm sido dedicados a determinar se a língua é um fator importante na má oclusão. As forças resultantes de comportamentos não intencionais e habituais que actuam constantemente sobre as regiões maxilofacial e alveolar podem provocar a deformação geral das estruturas ósseas, provocando a deformação dos maxilares e a má oclusão.

O auxílio da língua na mastigação também é bem reconhecido. Para além de controlar, com a ajuda do bucinador, a posição do alimento entre os dentes, também vira o alimento e mistura-o com a saliva. Por outro lado, tem sido evidente que a língua influencia significativamente a eficiência mastigatória. O movimento da língua com a boca fechada parece estar mais próximo do movimento durante a mastigação do que o movimento com a boca aberta. O movimento da língua mostrou a maior diferença em comparação com o potencial de ação com a boca fechada na posição de repouso, envolvendo a atividade muscular durante o movimento lateral da língua. A deglutição é um ato essencial semelhante à respiração ou à circulação sanguínea. Inicia-se durante a vida fetal e corresponde ao conjunto dos movimentos musculares e articulares que permitem passar o "bolo alimentar" (incluindo a saliva) da cavidade oral para o tubo digestivo. É constituída por três fases sucessivas: oral, faríngea e esofágica. A fase oral da deglutição envolve não só os músculos linguais e mastigatórios, mas também os músculos faciais e os músculos infra-hióideos e sub-hióideos. No lactente, a deglutição é efectuada desde o nascimento através da função de nutrição. A língua encontra-se então numa posição baixa e intervém entre as arcadas durante a deglutição. A frequência diária (entre 1000 e 3000 vezes por dia) e a estimulação funcional constantemente repetida que provoca, entre outros ao nível da ATM, permite a instalação progressiva, durante o crescimento, de uma correlação anatómica instantânea, entre a oclusão máxima e a posição articular da deglutição. O papel e a posição da língua são essenciais para uma deglutição fisiológica.

Em crianças, na dentição decídua e mista, posturas linguais atípicas ou imprecisas estão constantemente associadas a deformidades faciais. As perturbações da posição e do volume lingual, as discinesias afectam assim diretamente o crescimento facial e o posicionamento dos dentes em oclusão e ao longo das curvas oclusais (Wilson e Spee).

MECANISMO BUCINADOR

O bucinador é um músculo quadrilateral entre a maxila e a mandíbula e forma a substância móvel e adaptativa da bochecha. Couper e Myot cunharam o termo bucinador no ano de 1694.[56] Este músculo é por vezes referido como um músculo acessório da mastigação devido ao seu papel na compressão das bochechas para dentro contra os molares, ajudando assim na mastigação e na deglutição.[57] Devido à sua função de inchar as bochechas, é também chamado "músculo trombeteiro". Situa-se profundamente à pele. Superficialmente a este músculo encontra-se o bordo anterior do músculo masseter e os músculos faciais mais superficiais. Um dos primeiros músculos de um bebé a ser ativado durante a sucção é o bucinador (fig. 23)[58].

1. Winders demonstrou que, durante a mastigação e a deglutição, a língua pode exercer 2 a 3 vezes mais força sobre a musculatura do que os lábios e as bochechas num dado momento.

2. O papel do mecanismo bucinador consiste em manter a forma da arcada e os dentes em posição.

3. Começando com as fibras de decussação do músculo orbicularis oris que se juntam às fibras direita e esquerda dentro dos lábios, o Mecanismo Bucinador corre lateralmente e posteriormente à volta dos cantos da boca, juntando-se a outras fibras do músculo bucinador que se insere na rafe pterigomandibular logo atrás da dentição.

4. Aqui, mistura-se com as fibras do músculo constritor superior, que continua medial e posteriormente para se fixar no tubérculo faríngeo do osso occipital.

5. As fibras decussantes do músculo orbicularis oris, o componente anterior do mecanismo bucinador.

6. Opondo-se ao mecanismo bucinador no aspeto lingual, existe um músculo muito poderoso - a língua.

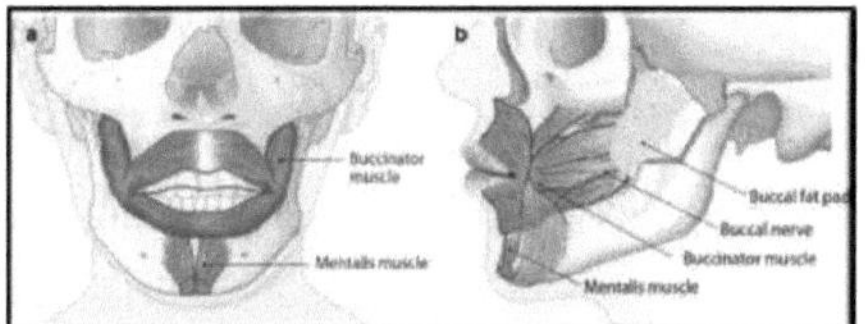

Fig.23: Mecanismo do Bucinador

ESTRUTURA E FUNÇÃO

O músculo bucinador desempenha um papel ativo juntamente com o músculo orbicular da boca e o músculo constritor superior durante a deglutição, mastigação, sopro e sucção. Ajuda na mastigação e no sopro, comprimindo a bochecha para dentro. Há teorias de que o músculo engrossa a mucosa da bochecha, agindo como um hidrostato muscular.[59] Devido a este engrossamento, a bochecha empurra um bolo alimentar em direção à língua.[59] A sua contração também puxa o canto da boca lateralmente. Ao fechar a boca, o músculo contrai-se gradualmente e, durante o movimento de abertura, relaxa; isto mantém a tensão necessária das bochechas, prevenindo assim a lesão da mucosa bucal[56,57]. Também ajuda na retenção e estabilização da prótese completa. A investigação também mostra que desempenha um papel importante em doentes com o hábito de chuchar no polegar/dedo.[60] Existem diferentes fases da deglutição. O Buccinador tende a atuar durante duas das fases da deglutição, ou seja, a fase oral e a fase faríngea. O músculo bucinador, em conjunto com o músculo orbicular da boca, inicia o movimento de deglutição na fase oral, gerando uma contração peristáltica em forma de onda[61] , que passa através da faringe[61] . Além disso, o músculo bucinador é ativado durante alguns movimentos mandibulares como a protrusão e a retrusão. Essa ativação não causa os movimentos diretamente, mas auxilia na expressão de um esforço para realizá-los[62]. Além disso, há relatos de que algumas pequenas fibras se originam desse músculo e se inserem no ducto parotídeo (porção distal). Essas fibras desempenham um papel ativo na regulação da secreção fisiológica de saliva do ducto parotídeo.[63]

Embriologia

O músculo deriva do segundo arco faríngeo ou do arco hioide. Começa a desenvolver-se, juntamente com outros músculos faciais, entre as 3 e as 8 semanas, a partir das lâminas formadas em cada lado da face a partir de pré-mieloblastos e mieloblastos. Há cinco lâminas formadas, das quais a lâmina mandibular cria o bucinador[64].

Fornecimento de sangue e linfáticos

O principal suprimento sanguíneo do músculo bucinador provém de três artérias que formam um extenso plexo vascular anastomótico na superfície lateral do músculo e no interior das suas fibras. A parte posterior do músculo é suprida pela artéria bucal, que é um ramo da artéria maxilar interna. A artéria corre em direção ântero-inferior sob o músculo pterigóideo externo para alcançar a parte posterior do músculo. A artéria facial, através dos seus numerosos ramos, supre a parte posterior, inferior e anterior do músculo. O ramo bucal posterior, que é o maior ramo da artéria facial, supre a metade posterior do músculo. Os ramos vestibulares inferiores da artéria facial irrigam a metade inferior do músculo. Em seguida, corre ântero-superiormente para dar origem a ramos vestibulares anteriores que irrigam a metade anterior do músculo. Dois pequenos ramos que formam a artéria alveolar póstero-superior, que é um ramo da artéria maxilar interna, entram no músculo bucinador póstero-superiormente e irrigam a área circundante. A drenagem venosa do músculo ocorre através do plexo pterigoide e da veia maxilar interna.

Nervos

O músculo tem inervação motora e sensorial. A inervação sensorial é efectuada pelo nervo vestibular longo, que é um ramo da divisão maxilar do quinto nervo craniano. A inervação motora do músculo é efectuada através das divisões temporal e cervical do sétimo nervo craniano (nervo facial).[65]

Músculos

As fibras do músculo bucinador têm origem em três áreas, pelo que este músculo tem três feixes musculares.[57] Dois dos feixes musculares têm origem óssea. O feixe maxilar origina-se da porção vestibular do processo alveolar da maxila, o feixe mandibular origina-se da porção vestibular do processo alveolar da mandíbula e o feixe longitudinal origina-se da rafe pterigomandibular. A rafe conecta as fibras posteriores deste músculo com a porção anterior de um músculo faríngeo, ou seja, o músculo constritor superior.[24] As fibras de todos os três feixes correm na direção anterior e descem através do modíolo, formando assim a musculatura da bochecha.[58] Elas se inserem e se misturam com as fibras do músculo orbicular da boca. As fibras do feixe maxilar se misturam com as fibras do músculo orbicular do olho no lábio mandibular, as fibras do feixe mandibular correm para cima no lábio maxilar e as fibras do feixe longitudinal na comissura oral para se inserirem no lábio superior e inferior[65]. Na face lateral, este músculo relaciona-se com o ramo da mandíbula, com o músculo da mastigação (masseter e pterigóideo medial), com a gordura bucal e com a fáscia bucofaríngea. Na face medial, o seu revestimento é a submucosa e a mucosa da bochecha. O músculo bucinador é perfurado pelo ducto parotídeo (ducto de Stenson) depois de atravessar o músculo masseter e gira medialmente na borda anterior do músculo para se abrir na cavidade oral numa pequena papila em frente ao segundo molar superior.

Variantes fisiológicas

A fixação crestal do músculo bucinador, embora seja um fenómeno raro, pode levar a dificuldades nas funções orais de rotina e na restauração da área edêntula.

Considerações cirúrgicas

Como o ducto parotídeo perfura o músculo bucinador, ele deve ser identificado e preservado durante a cirurgia, como no levantamento do retalho bucinador. Defeitos pequenos a moderados da cavidade oral podem ser reconstruídos com o retalho bucinador, que é fácil e rápido de ser levantado. Substitui mucosa por mucosa e está correlacionado com um grau muito baixo de morbilidade da zona dadora. É extraordinariamente elástico, pelo que pode ser facilmente esticado para se adaptar a defeitos com uma forma complexa.

Significado clínico

É um músculo relativamente grande ao redor dos lábios que corre horizontalmente da rafe pterigomandibular em direção à superfície oclusal dos dentes e pára no canto da boca. As suas funções incluem puxar o canto da boca para trás, apoiar a parede da bochecha durante a mastigação e manter a arcada dentária. Também é ativado quando se sopra ar forte (como nos instrumentos de sopro). Assim, o Bucinador é chamado de "músculo trompetista" e é um dos primeiros músculos de um bebé a ser ativado durante a sucção.

A hiperatividade dos músculos bucinadores pode causar uma pressão excessiva sobre os tecidos duros subjacentes, resultando em arcadas estreitas e má oclusão. A lesão do nervo facial pode levar à paralisia dos músculos bucinadores, o que pode levar a dificuldades de mastigação, uma vez que o não funcionamento deste músculo pode causar laceração repetida da mucosa da bochecha. A fixação anormal deste músculo pode interferir com o tratamento protético adequado e com a manutenção da higiene oral. Também restringe o movimento da bochecha e do lábio, levando a dificuldades na mastigação e na fonação. O tratamento ortodôntico afecta a musculatura perioral, incluindo o BUC, e a posição dos dentes.

Stavridi e Ahlgrene examinaram electromiograficamente a resposta dos músculos masseter (MAS), Bucinador e mental ao ativador de ecrã oral, que era um ativador convencional construído com escudos bucais e almofadas labiais. Os resultados mostraram que os protetores labiais aumentaram a atividade do músculo mental durante o fechamento labial, mas reduziram-na durante a deglutição ; a atividade do Bucinador foi insignificante. Assim, concluíram que os protetores bucais não alteraram a atividade do Bucinador.

Gamboa et al avaliaram a atividade dos músculos mentoniano, bucinador e supra-hióideo (SH) entre participantes com diferentes competências labiais. Eles relataram que as atividades dos músculos Bucinador e SH em repouso, durante a deglutição, a fala, a compressão recíproca dos lábios e a mastigação não mostraram diferenças significativas entre os participantes.

Perkins et al registaram as actividades electromiográficas (EMG) nos músculos OO superior e inferior (L-OO), BUC, MAS e constritor superior da faringe (SP) durante a função, que incluía engolir, sorrir, soprar, chupar, pronunciar vogais, mastigar e tossir. Os autores tinham como objetivo estudar o "mecanismo bucinador", no qual os músculos OO, BUC e SP formam uma banda muscular contínua semelhante a um esfíncter e trabalham em conjunto. Relataram que ocorreu uma atividade acentuada dos músculos OO e BUC ao pronunciar as vogais "o" e "u", e que ocorreu atividade simultânea nos cinco músculos ao soprar e chupar uma palhinha fechada. Estes estudos utilizaram eléctrodos de fio fino, mas a atividade EMG foi expressa em cinco graus; assim, a análise foi qualitativa. É necessário um método fiável de registo das actividades das CCE que possa cobrir uma vasta área simultaneamente e que não seja invasivo

É um músculo relativamente grande ao redor dos lábios que corre horizontalmente da rafe pterigomandibular em direção à superfície oclusal dos dentes e pára no canto da boca. As suas funções incluem puxar o canto da boca para trás, apoiar a parede da bochecha durante a mastigação e manter a arcada dentária. Também é ativado quando se sopra ar forte (como nos instrumentos de sopro). Assim, o BUC é chamado de "músculo trompetista" e é um dos primeiros músculos de um bebé a ser ativado durante a sucção.

Zona neutra

Zona neutra: é definida como o espaço potencial entre os lábios e as bochechas de um lado, e a língua do outro lado, a área ou posição em que as forças entre a língua e os lábios ou bochechas são iguais. (glossário) O objetivo da medicina dentária é que os doentes mantenham todos os seus dentes durante toda a vida, com saúde e conforto. Se os dentes se perderem apesar de todos os esforços para os salvar, deve ser feita uma restauração de forma a funcionar eficiente e confortavelmente em harmonia com os músculos do sistema estomatognático e as articulações temporomandibulares[66]. A posição estável dos dentes representa o equilíbrio de todas as forças que actuam sobre eles. Se essa posição de equilíbrio, nomeadamente a zona neutra, não for encontrada, a dentição resultante não durará muito tempo e não será esteticamente agradável, e os pacientes não terão conseguido atingir os seus objectivos de eficiência funcional, tempo máximo de utilização e estética agradável. Para compreender a posição estável dos dentes, o conceito de zona neutra é importante. O conceito de zona neutra na dentadura completa foi proposto por Sir E. Wilfred Fish em 1931. A abordagem da zona neutra para a dentadura completa consiste em localizar a área no espaço edêntulo onde os dentes devem ser posicionados de forma a que as forças exercidas pelos músculos estabilizem a dentadura. A técnica da zona neutra é a forma mais eficaz para os pacientes que têm próteses instáveis e não retentivas. À medida que o doente cresce, a posição dos dentes, o tamanho e a relação dos maxilares são controlados pelos músculos, tanto em repouso como em função. Do mesmo modo, quando se perdem os dentes naturais, a forma e a função dos seus substitutos artificiais têm de ser determinadas pelos músculos, para serem bem sucedidas.

A técnica da zona neutra é um dos métodos de gestão de casos de rebordo mandibular severamente reabsorvido. Podem ser utilizados vários materiais para registar a zona neutra. A oclusão equilibrada é um dos parâmetros utilizados para ajudar na estabilização da prótese inferior. Nesta série de casos, vamos falar sobre diferentes materiais, como o composto de moldagem de baixa fusão e o condicionador de tecidos, utilizados para registar a zona neutra com diferentes formas de oclusão. "A zona neutra é uma zona onde as forças da língua que pressionam para fora são neutralizadas pelas forças das bochechas e dos lábios que pressionam para dentro. Foi descrita pela primeira vez por Wilfred Fish, que relatou a influência das superfícies polidas na retenção e estabilidade de próteses completas em 1931. Afirmou que o contorno da superfície de polimento deve estar em conformidade com a forma da língua, lábios e bochechas. Estes tecidos, em função ou em repouso, exerceriam uma pressão elástica sobre as dentaduras e mantê-las-iam no lugar, em vez de as deslocarem. Desde então, vários autores contribuíram para o desenvolvimento do conceito de zona neutra. Ohkubo e colaboradores mencionaram que a dinâmica presente em relação aos tecidos circundantes determinará a forma da prótese, denominada "espaço potencial da prótese"

A filosofia (N.Z) Baseia-se no conceito de que, para cada indivíduo, existe um espaço de prótese que é uma área específica onde a função da musculatura não irá deslocar a prótese e onde as forças geradas pela língua são neutralizadas pelas forças geradas pelos lábios e bochechas. Anatomia funcional As funções orais envolvem a interação única das estruturas e músculos orais. Qualquer interferência com os seus movimentos, por uma prótese, resultaria na instabilidade da prótese. As principais forças de deslocação que actuam sobre uma prótese completa inferior são a língua, o lábio inferior e o modíolo. Se a prótese for colocada na zona que equilibra estas forças de deslocação, então a prótese será retida mais eficazmente durante a função. Se a prótese se afastar da zona neutra, será instável durante as actividades de fala, deglutição e mastigação. A técnica NZ é utilizada para minimizar as forças de deslocação das estruturas circundantes.

As vantagens da técnica da zona neutra

As vantagens da técnica da zona neutra são a melhoria da estabilidade e da retenção; os dentes posteriores serão corretamente posicionados, permitindo espaço suficiente para a língua; redução do aprisionamento de alimentos adjacente aos dentes molares; e boa estética[67].

Os principais músculos

Os principais músculos envolvidos são:

1. O bucinador Este músculo tem um papel importante na determinação da zona neutra. Estende-se anteriormente a partir da rafe pterigomandibular, de cima dos molares superiores e de baixo dos molares inferiores para convergir, com outros músculos, no modíolo. Algumas fibras passam através do modíolo para terminar no músculo orbicular da boca. O papel do bucinador durante a função é posicionar os alimentos nas superfícies oclusais dos dentes. Esta ação é coordenada com a língua para manter o alimento nesta

posição[67].

2. O modíolo é um forte nó muscular que altera a posição do ângulo da boca. Os principais músculos que convergem para o modíolo são o bucinador, o orbicularis oris, o zigomático maior, o elevador e o depressor anguliorís. O movimento livre deste nó muscular deve ser assegurado para que a prótese inferior seja estável. O modíolo determina a posição dos dentes pré-molares e a forma da superfície polida nessa região. Isto produz um estreitamento da dentadura para que a superfície polida não impeça os movimentos do modíolo durante a função.[67]

3. O orbicularis oris e o mentalis na mandíbula altamente atrófica, o posicionamento dos dentes anteriores pode ser problemático. O movimento e a interação do lábio e da língua determinam a posição dos dentes anteriores inferiores. Se estiverem posicionados demasiado para vestibular, a contração do lábio irá deslocar a prótese para posterior. O rebordo também pode reabsorver de tal forma que o músculo mentalis desloca a zona neutra para a língua e a posição dos dentes anteriores torna-se ainda mais vital para o sucesso da prótese. A técnica NZ proporciona a posição correta do dente para permitir o equilíbrio destas forças musculares durante a função.[67]

4. A língua é um grupo poderoso de músculos e está em contacto constante com a prótese em repouso e durante a função. Durante o repouso, as duas áreas críticas para a língua são o rebordo lingual anterior e a parte posterior dos dentes molares. As superfícies polidas devem ser corretamente moldadas para permitir que a língua se encontre sem obstáculos nestas áreas. Durante a função, a posição dos dentes anteriores e posteriores é crítica. Se os dentes anteriores ou posteriores forem colocados na língua, a língua ficará presa e a prótese será deslocada durante a função. Deve haver espaço suficiente para a língua para permitir o movimento. O plano oclusal também é importante para a estabilidade. Não deve ser demasiado alto para "emparedar" a língua, mas deve permitir que esta se apoie na superfície oclusal durante o repouso.[67]

O papel da língua na ortodontia

As más oclusões são altamente prevalentes na infância e adolescência, sendo consideradas um problema de saúde mundial. Também pode ser definida como uma alteração no crescimento que afecta a oclusão dos dentes. Em crianças em idade escolar, a má oclusão pode levar a traços não estéticos, a uma má posição lingual e também a alterações na fala, que podem afetar a qualidade de vida.[68] Os ortodontistas concordam que o movimento habitualmente anormal da língua pode causar uma variedade de más oclusões. É universalmente reconhecido que o poder da língua deforma as arcadas e muitos estudos preocupados têm sido dedicados a determinar se a língua é um fator importante na má oclusão. A má oclusão também pode ser causada por funções anormais, por exemplo, respiração bucal, impulso da língua, deglutição e mastigação unilateral, e também por posturas anormais dos músculos circunferenciais orais, como impulso da língua para a frente, mordedura da língua e língua baixa em repouso. As forças dos comportamentos não intencionais e habituais que actuam constantemente sobre as regiões maxilofacial e alveolar podem provocar a deformação geral das estruturas ósseas, provocando a deformidade dos maxilares e a má oclusão[69]. O crescimento da maxila e da mandíbula é influenciado por factores genéticos e/ou ambientais. É atualmente aceite que os genes e os produtos dos genes regulam a morfogénese craniofacial.[70]

Posição da língua e má oclusão

As más oclusões estão relacionadas com a alteração da posição da língua e com a distorção da fala, no que respeita à posição da língua verificou-se que os escolares que apresentavam mordida aberta anterior e respiração buco-nasal têm maior probabilidade de ter posições alteradas da língua.[71]

Primozicet al mostraram que os indivíduos da Classe III têm uma postura de língua significativamente mais baixa em comparação com os indivíduos da Classe I.[72] A postura de língua mais baixa também foi associada a maiores valores dos parâmetros (área de superfície e volume) que descrevem a morfologia alveolar mandibular, enquanto as larguras transversais dos arcos dentários parecem não ser influenciadas. Os pacientes da Classe III apresentaram uma área de superfície e volume do assoalho bucal significativamente maior do que os indivíduos da Classe I.

A sobremordida profunda apareceu como um fator de proteção para a posição alterada da língua e distorção da fala. Estudos anteriores não corroboram esse resultado. Enquanto Laine, Linnasalo e Jaroma (1987) e Leavy (2016) não encontraram associação entre essas variáveis Farronato, et al (2012) e Lubit (1967) encontraram associação entre a mordida profunda e a distorção da fala . As principais diferenças podem ser devido a aspectos metodológicos, regionais e etários entre os estudos.[73] As más oclusões de Classe I, II e III não apresentaram associação com distúrbios fonéticos. Isso discorda de Farronato, et al (2012) que afirmaram que a relação de Classe II foi considerada de baixo risco, mas a relação de Classe III foi considerada de alto risco para distúrbios articulatórios. Essa diferença pode ser explicada pela alta adaptabilidade dos indivíduos de Classe II de Angle, que foram capazes de ajustar suas articulações para produzir todas as vogais. Além disso, a mordida aberta anterior foi associada à alteração da posição da língua, porém não foi associada à distorção da fala, concordando com um estudo anterior, que avaliou crianças de 3 a 7 anos de idade com mordida aberta anterior por meio de uma análise multivariada.

Pressão da língua e seu significado

A língua desempenha um papel importante na propulsão de um bolo alimentar da cavidade oral para a faringe durante a deglutição, e a diminuição da produção de pressão na língua é um fator de risco para a segurança e eficiência prejudicadas durante a deglutição. A pressão da língua, uma medida da pressão produzida entre a língua e o palato, é um indicador da motilidade da língua. Em doentes com doença de Parkinson, foram registados padrões e movimentos anormais da pressão da língua durante a deglutição.

Existem dois tipos de pressão da língua: a pressão máxima da língua, que ocorre quando a língua é voluntariamente empurrada com força para cima, e a pressão da língua durante a deglutição, que é produzida entre a língua e o palato durante a deglutição. Uma vez que ambos os tipos de pressão da língua são efectuados utilizando o movimento isométrico máximo, são utilizados para indicar a força da língua.

A pressão da língua durante a deglutição é um método para medir a pressão, a localização e o momento do contacto da língua com o palato através de um sensor colocado na cavidade intra-oral durante a deglutição de saliva, alimentos ou bebidas. Um método simples consiste em colocar o balão de um dispositivo de medição da pressão da língua, como o IOPI, na língua e medir a pressão da língua que empurra o balão para cima durante a deglutição. Uma avaliação detalhada da pressão da língua durante a deglutição envolve a colocação de um sensor personalizado no palato e a medição do contacto entre a língua e o palato. São instalados vários sensores de pressão no palato, incluindo no bolbo e na boquilha. O sensor de pressão da língua (Nitta Co., Osaka, Japão) tem cinco sensores sensíveis à pressão dispostos numa folha ultrafina (0,1 mm de espessura), o que lhe permite medir a pressão da língua durante a deglutição em condições naturais com o mínimo de desconforto. A medição da pressão da língua durante a deglutição fornece informações objectivas detalhadas sobre o local de contacto da língua com o palato, a ordem de início da pressão da língua e a pressão máxima da língua, a duração e o valor integral para cada local.

A harmonia entre a morfologia maxilofacial e a função estomatognática contribui para a estabilidade da oclusão após o tratamento ortodôntico. Portanto, conhecer as caraterísticas da função estomatognática e sua relação com a morfologia maxilofacial é fundamental para o diagnóstico e o estabelecimento de condutas adequadas para o tratamento ortodôntico. A deglutição é realizada pelos movimentos coordenados da língua e dos músculos intra-extra orofaciais, estando envolvida na estabilidade da oclusão. A língua entra em contacto com o palato durante a deglutição e o movimento da língua durante a deglutição está associado à morfologia maxilofacial. A forma e as dimensões lineares do palato variam com a morfologia maxilofacial. No entanto, as relações entre o movimento da língua e os músculos orofaciais e a morfologia maxilofacial permanecem pouco claras.

A pressão de contacto entre a língua e o palato, *ou seja,* a pressão da língua, tem uma forte correlação com o movimento da língua e é um dos parâmetros quantitativos úteis do contacto língua-palato durante a deglutição orofaríngea. A produção da pressão da língua durante a deglutição é coordenada com as actividades dos músculos orofaciais, apresentando padrões específicos, dependendo da morfologia maxilofacial ou dos hábitos. Além disso, tem sido relatado que a pressão da língua durante a deglutição está relacionada com a profundidade e largura do palato e é influenciada pela forma do palato. No entanto, não há relatos sobre as relações entre a pressão da língua, as atividades musculares orofaciais e a morfologia palatina. Nossa hipótese é que a produção da pressão da língua e as atividades dos músculos orofaciais durante a deglutição são moduladas pela largura e/ou profundidade do palato. O objetivo deste estudo foi investigar as relações entre a pressão de língua e as atividades musculares orofaciais durante a deglutição por meio de medidas simultâneas e a morfologia palatina em indivíduos com oclusão individual normal.

Deshmukh et al concluíram que, quando a força da língua excretada no palato foi comparada, a pressão geral da língua no padrão de crescimento horizontal foi significativamente maior em comparação com o padrão de crescimento médio, e as forças excretadas pela língua no palato no padrão de crescimento vertical foram significativamente menores do que a média. Quando as forças excretadas no meio, na lateral direita e na lateral esquerda foram comparadas, verificou-se que as forças da língua eram maiores na área mediana anterior em comparação com a lateral direita e a lateral esquerda em todos os três padrões de crescimento.[74]

Chakroborthy et al, no seu estudo, concluíram que havia uma influência da posição da língua em repouso na má oclusão, mas não havia uma diferença definitiva quando comparada entre homens e mulheres. Tal como nos estudos anteriores, em que a deglutição atípica ou uma ação realizada com frequência pode influenciar a má oclusão, era evidente, a partir dos valores anteriores, que uma maior força exercida durante a deglutição afectava a má oclusão. De acordo com este estudo, o padrão da força máxima da língua mostrou que os homens têm uma musculatura da língua mais forte do que as mulheres, mas a má oclusão não foi influenciada pela força máxima da língua.[75]

Proffit, Thuer, Winders sugeriram que as forças ligeiras exercidas pelos lábios, bochechas e língua em repouso são mais importantes do que as forças intermitentes, tais como as forças exercidas durante a fala e a mastigação O posicionamento incorreto da língua é uma das principais causas de recidiva da má oclusão oral. Em repouso, a pressão exercida pela língua é leve, mas duradoura e, portanto, pode movimentar os dentes. Amanda Valentim et al, em sua revisão de literatura, afirmaram que a deglutição atípica pode causar alterações na oclusão, e que a duração da língua é muito mais importante do que a magnitude. A deglutição ocorre 203-1.008 vezes por dia em adultos saudáveis (Melsen). Portanto, como uma ação frequentemente realizada, a força da língua durante a deglutição e a língua durante o repouso, juntamente com a força máxima exercida pela língua sobre os dentes incisivos inferiores, foi observada em vários indivíduos no nosso estudo.

Tamanho da língua e má oclusão

O tamanho normal de uma língua é variável e difere com o aumento da idade, com o maior crescimento ocorrendo nos primeiros 8 anos desde o nascimento e atingindo o crescimento total aos 18 anos de idade. A macroglossia refere-se geralmente a um aumento indolor e prolongado da língua que se projecta para além do rebordo alveolar ou dos dentes[76]. É uma anomalia anatómica pouco frequente e é normalmente um sinal de uma doença subjacente, sendo raramente observada isoladamente. É observada numa grande variedade de condições. A macroglossia isolada é muito rara e é herdada como um traço autossómico dominante. Dependendo do tamanho da língua e de outras estruturas da cavidade oral, pode ser classificada como macroglossia verdadeira e macroglossia relativa.[77] A macroglossia verdadeira e a relativa podem ainda ser subdivididas em desordens congénitas e adquiridas. Na macroglossia verdadeira, há um aparente aumento da língua devido a uma doença ou condição subjacente, e achados histopatológicos relevantes podem ser notados. Na macroglossia relativa, a língua parece maior do que em comparação com outras estruturas da cavidade oral. Exemplos proeminentes incluem a síndrome de Down, onde a língua parece aumentada devido à hipotonia e a síndrome de Pierre Robin devido à micrognatia.[78]

Kazuhiko Tamari et al realizaram um estudo em 1991 para obter informações básicas sobre a motilidade e as dimensões da língua, o volume da língua foi medido e a mudança no seu comprimento e localização foi anotada enquanto a língua estava a sofrer protrusão e, em seguida, as relações entre esses parâmetros foram examinadas estatisticamente e verificou-se que (1) a protrusão máxima da língua é realizada por duas funções combinadas - um movimento para a frente e um alongamento longitudinal; o volume da língua foi significativamente correlacionado com o seu alongamento. (2) O comprimento médio da língua na posição mais protruída foi cerca de 20% maior do que o seu comprimento na posição de repouso; ela foi mais esticada no segmento de 1 a 2 cm posterior à sua ponta. (3) Não houve correlação entre o volume da língua e o comprimento da língua mais protruída extra-oralmente. Os resultados sugerem que o volume da língua pode ser estimado a partir do comprimento estirado da língua na posição mais protruída, desde que medido adequadamente.

Kunitomo, Toyoura e Hopkin mediram as dimensões da língua de cadáveres. Dado que a língua está envolvida na cavidade oral quando em repouso, é difícil medir diretamente as suas dimensões reais dentro da cavidade oral. O volume da língua na posição mais protruída em seres humanos saudáveis foi investigado por Bandy e Hunted e por Takada et al. No entanto, a extensão da língua não foi claramente definida em nenhum dos estudos; os autores não especificaram qual o ponto da língua que utilizaram como limite posterior na medição do volume da língua.

Em 2013, Bola Ayodele Adesina et al realizaram um estudo para a avaliação do impacto do tamanho da língua em pacientes com protrusão bimaxilar. Concluíram que as medidas médias da língua no grupo com protrusão bimaxilar eram mais elevadas do que as do grupo de controlo, exceto no que diz respeito à proporção da língua. Essas diferenças foram estatisticamente significativas para a espessura da língua, comprimento da língua e comprimento do espaço intermaxilar ($P < 0,05$). No entanto, não houve diferença estatisticamente significativa na área da língua e na área do espaço intermaxilar entre os indivíduos com proclinação bimaxilar e uma relação interincisal normal ($P > 0,05$). Nenhuma das variáveis (espessura da língua, comprimento da língua , comprimento do espaço intermaxilar, área da língua e proporção percentual da língua) pôde ser usada como preditor da relação interincisal. O comprimento da língua, a espessura e o comprimento do espaço intermaxilar foram significativamente diferentes entre os indivíduos bimaxilares e os normais. No entanto, nenhuma das variáveis medidas da língua pôde ser usada como preditor da relação incisiva.

O diagnóstico baseia-se normalmente em critérios subjectivos, como a forma e a protrusão da língua, a presença de dificuldades na fala e problemas de deglutição ou respiratórios. O sinal mais importante da macroglossia é a protrusão da língua através dos lábios. A língua aumentada parece clinicamente normal à palpação e o osso alveolar mostra uma redução na espessura causada pela pressão da língua. A protrusão da língua pode causar mordida aberta anterior, proclinação dos incisivos superiores e inferiores e desenvolvimento de diastemas. A desordem da articulação temporomandibular e problemas maxilofaciais podem ser outros achados clínicos em pacientes com macroglossia[79].

As consequências clínicas da macroglossia são ruídos durante a respiração, distúrbios respiratórios, como a obstrução das vias aéreas superiores, dificuldades de alimentação que levam à desnutrição e infecções da língua causadas pela exposição prolongada ao ar. A protrusão da língua influencia o crescimento esquelético e pode levar ao desenvolvimento de uma desarmonia esquelética de Classe III, aumento do ângulo goníaco e mordida aberta anterior. O tratamento da macroglossia ainda não é claro, sendo recomendada a redução cirúrgica da língua para melhorar a aparência estética, a fala e os problemas dentários[80].

A glossectomia parcial determina frequentemente uma melhoria da mordida aberta anterior, embora em casos mais graves o tratamento ortodôntico e a cirurgia ortognática possam ser úteis para a correção da má oclusão.[81]

ENGOLIÇÃO

A deglutição madura normal ocorre sem contrair o músculo da expressão facial. Os dentes estão momentaneamente em contacto e a língua permanece no interior da boca.

A deglutição anormal é causada pelo impulso da língua, quer como uma simples ação de impulso, quer como "síndrome do impulso da língua". Os seguintes sintomas distinguem esta síndroma

- Protrusão da ponta da língua
- Ausência de contacto dos molares com os dentes

- Contração dos músculos periorais durante o ciclo da deglutição.

Durante os primeiros anos, o bebé deglute visceralmente, ou seja, com a língua entre os dentes. À medida que a dentição decídua se completa, a deglutição visceral é gradualmente substituída pela deglutição somática.

Classificação da deglutição

1. Deglutição visceral (infantil)
2. Deglutição normal (madura)
3. Deglutição simples com a língua
4. Deglutição complexa com impulso da língua
5. Retenção de deglutição infantil

Deglutição visceral (infantil)

Durante a deglutição infantil normal, a língua fica entre as almofadas gengivais e a mandíbula é estabilizada por contracções óbvias dos músculos faciais. O músculo bucinador é particularmente forte na deglutição infantil, tal como acontece durante a amamentação infantil.

A cessação da deglutição infantil e o aparecimento da deglutição madura não são um simples fenómeno de ligar e desligar. Pelo contrário, elementos de ambos se misturam durante a dentição decídua e, às vezes, até mesmo na dentição mista inicial.

Esta caraterística normal da deglutição infantil e madura é chamada de deglutição de transição. A diminuição da atividade dos bucinadores faz parte do período de transição, mas o aspeto mais caraterístico do início da cessação da deglutição infantil é o aparecimento de contracções dos elevadores mandibulares durante a deglutição, à medida que estabilizam os dentes em oclusão. (Fig. 46)

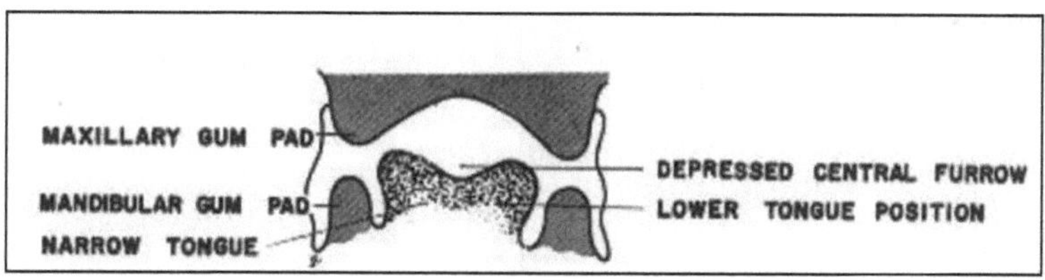

ig. 46: Deglutição infantil

Andorinha madura normal-

A deglutição madura normal é caracterizada por uma atividade muito reduzida dos lábios e das bochechas e pela contração dos elevadores mandibulares, levando os dentes à oclusão.

Durante a dentição mista, quando faltam alguns dentes e existe um espaçamento interdentário normal, as pontas podem contrair-se um pouco para garantir o selamento. Todas essas caraterísticas não são vistas o tempo todo em todos os tipos de deglutições em crianças pequenas durante o período de transição. (Fig. 47, Fig. 48)

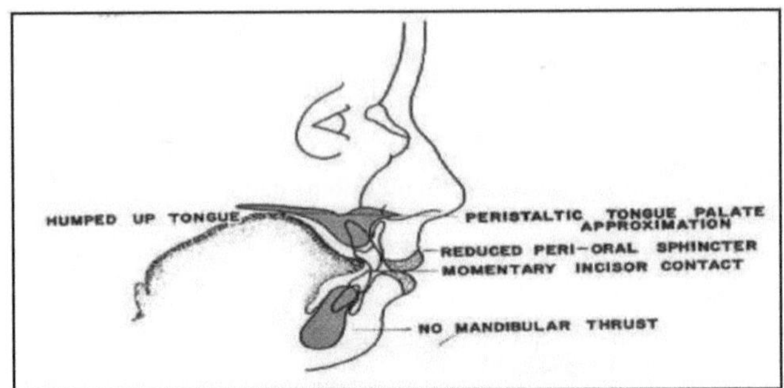

Fig.47 : Deglutição madura normal

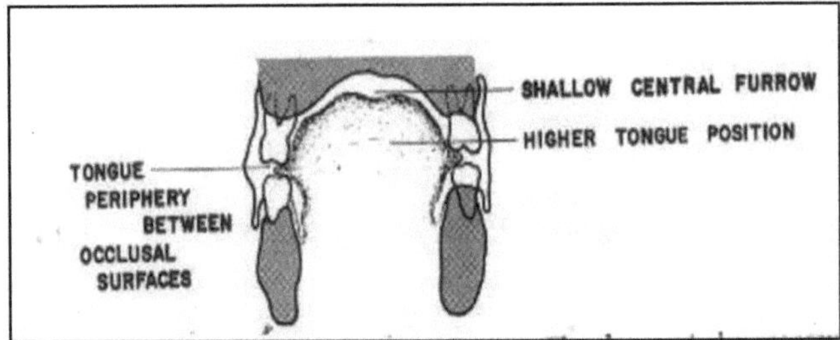

Fig. 48: Deglutição madura normal

Simples deglutição de língua

A deglutição com impulso de língua simples apresenta tipicamente contracções dos lábios, do músculo mental e dos elevadores mandibulares e os dentes estão em oclusão enquanto a língua se projecta para uma mordida aberta. Há uma deglutição normal dos dentes juntos, mas um "Tonguethrust" está presente para selar a mordida aberta.

Uma deglutição simples com impulso de língua também pode ser encontrada em amígdalas hipertrofiadas que não estão suficientemente aumentadas e/ou inflamadas para provocar uma deglutição com afastamento dos dentes (Fig. 49).

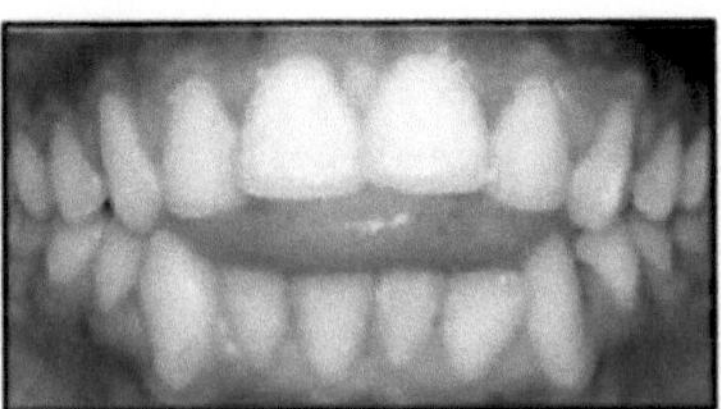

Fig.49: Impulso simples da língua

Complexo de engolir o tonguethrust

A deglutição com tração lingual complexa é definida como uma deglutição com tração lingual e uma deglutição com separação dos dentes. Os doentes com um impulso de língua complexo combinam contracções dos músculos labiais, faciais e mentais, falta de contracções dos elevadores mandibulares, um impulso de língua entre os dentes e uma deglutição com separação dos dentes (Fig. 50).

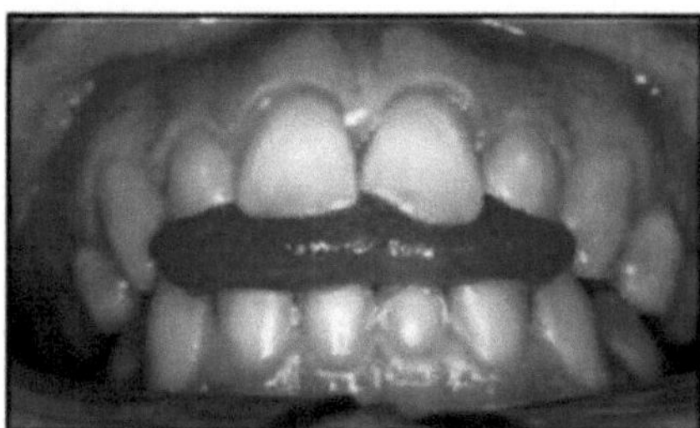

Fig.50: Impulso complexo da língua

Retenção de deglutição infantil-

É definida como a persistência predominante do reflexo de deglutição infantil após a chegada dos dentes permanentes. A língua empurra fortemente entre os dentes da frente e de ambos os lados.

Os pacientes com uma deglutição infantil retida têm sérias dificuldades na mastigação, pois normalmente ocluem apenas um molar em cada quadrante. O reflexo de vómito é tipicamente baixo. Os alimentos são frequentemente colocados no dorso da língua e a mastigação ocorre entre a ponta da língua e o palato devido à inadequação dos contactos oclusais. O prognóstico para o condicionamento de um reflexo tão primitivo é muito pobre.

A deglutição infantil retida pode estar associada ao desenvolvimento craniofacial esquelético síndromes e défices neurais.

A altura excessiva da face anterior produz frequentemente mordidas abertas frontais graves e comportamentos extremos de deglutição adaptativa, uma vez que a neuromusculatura tenta lidar com o desequilíbrio esquelético. Este comportamento de deglutição adaptativo e tenso deve ser cuidadosamente discriminado da deglutição infantil complexa e retida.

Ciclo de deglutição

O processo de deglutição, também conhecido como deglutição, envolve o movimento de substâncias da boca (cavidade oral) para o estômago através da faringe e do esófago. A deglutição é um comportamento essencial e complexo, aprendido muito cedo no desenvolvimento.

A deglutição normal pode ser dividida em quatro fases

- Andorinha preparatória
- Fase oral da deglutição
- Fase faríngea da deglutição
- Fase esofágica da deglutição

Fase 1

Na fase 1, o terço anterior está plano ou retraído. O bolo alimentar é recolhido na parte anterior plana. A parte posterior arqueada está em contacto com o palato mole. O selo posterior não está fechado na fase 1. A parte posterior arqueada está em contacto com o palato mole nesta fase. (Fig. 51)

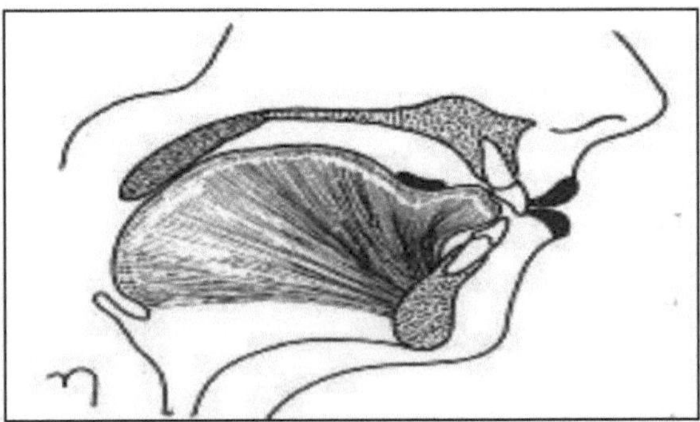

Fig.51: Fase 1

Fase 2

Na fase 2, ocorrerá uma ligeira contração dos músculos labiais. Os dentes anteriores aproximar-se-ão no final desta fase. Os sintomas da síndrome do impulso da língua podem ser observados durante esta fase (Fig. 52).

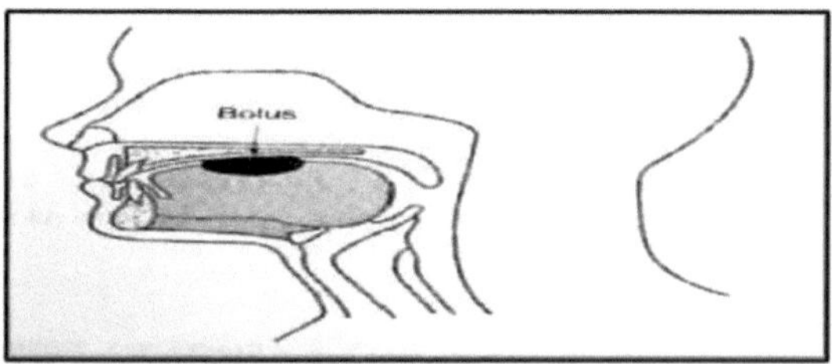

Fig.52: Fase 2

Fase 3

Na fase de desenvolvimento, o anel do músculo constritor superior na parede epifaríngea (como a almofada de Passavant) começa a contrair-se. O palato mole terá uma forma triangular. A parte posterior do dorso desce mais e permite a passagem do alimento através do istmo faucium. A parte anterior é pressionada contra o palato duro. Os dentes e os lábios entram em contacto assim que a parte anterior toca no palato duro. Na impulsão da língua, a língua estreita-se com a ponta pressionada para a frente para ajudar a selar o lábio anterior. (Fig. 53)

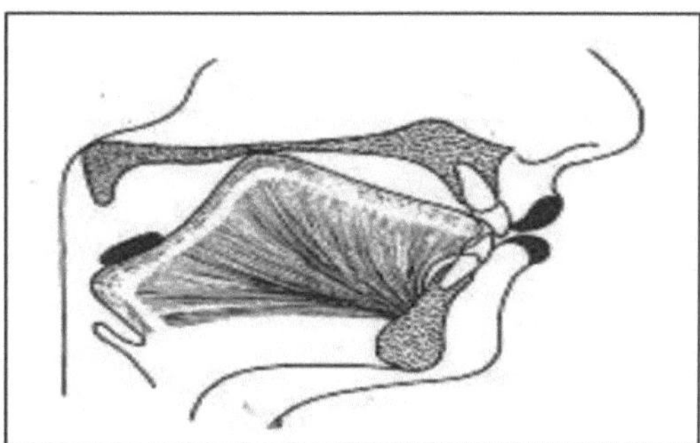

Fig. 53 : Fase 3

Fase 4

- O dorso da língua move-se posterior e superiormente.

- Os tecidos palatofaríngeos movem-se para baixo e para a frente.

- A língua empurra o palato mole tenso, espremendo o bolo alimentar residual para fora da área orofaríngea. (Fig. 54)

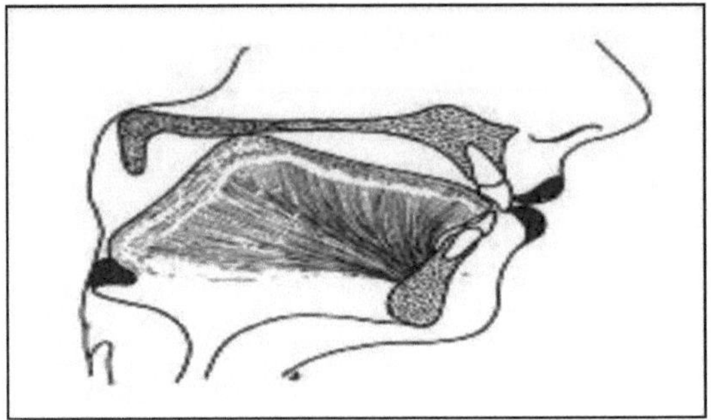

Fig. 54 : Fase 4

Exame da língua

De um ponto de vista ortodôntico, para além da sua cor e textura, são importantes considerações como, por exemplo, o seu tamanho relativo, a sua posição postural e o seu papel e posições nas funções reflexas.

A avaliação das capacidades motoras linguais também deve fazer parte de todos os exames.

Estudar a postura da língua enquanto a mandíbula está na sua posição de repouso postural, o que pode ser feito se os lábios estiverem afastados, ou a postura da língua pode ser registada no cefalograma lateral da postura mandibular.

I) Observar a língua durante os diferentes procedimentos de deglutição.

- A deglutição inconsciente
- O comando engolir a saliva
- O comando engolir água
- E o inconsciente engole durante a mastigação.

II) Observar o papel da língua durante a mastigação

III) Observar o papel da língua durante o exame morfológico da fala.

A língua deve ser examinada quanto ao seu tamanho e forma, embora ambos sejam de observação subjectiva. O melhor sinal clínico de que uma língua é demasiado grande para a sua arcada dentária é a presença de recortes nos bordos laterais.

A assimetria da língua é mais suscetível de ser uma questão funcional do que morfológica. Pedir ao doente para fazer a protrusão da língua e observar a simetria da sua posição. Em seguida, pedir ao doente para relaxar a língua, deixando-a cair sobre o lábio inferior. A assimetria funcional da língua muda de uma posição para outra. As assimetrias morfológicas persistirão na posição drapeada. Qualquer assimetria da língua tem implicações clínicas importantes na simetria da arcada dentária, nas linhas médias dentárias, na manutenção da relação incisal tratada e nas mordidas abertas.

Exame funcional:

Observar a postura da língua enquanto a mandíbula está na sua posição postural.

Isto pode ser feito num cefalograma tirado na posição postural mandibular ou pode ser feito examinando suave e casualmente a relação entre a língua e os lábios enquanto o doente está sentado numa posição vertical. Durante a postura mandibular, o dorso toca levemente o palato e a ponta da língua está normalmente em repouso na fossa lingual, nas fendas dos incisivos mandibulares. (Fig. 55)

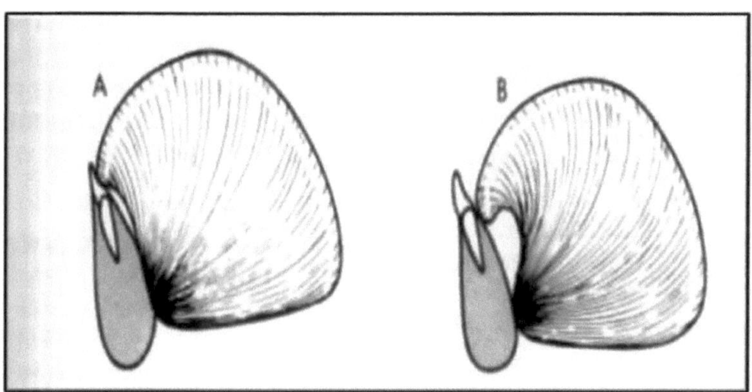

Fig.55: Posição mandibular

A ponta da língua durante a deglutição madura normal toca a curvatura do palato logo atrás dos incisivos maxilares. Em seguida, observar o papel da língua durante a mastigação e também observar o papel da língua durante a fala.

Diagnóstico diferencial da postura anormal da língua-

Podem ser observadas duas variações significativas em relação à postura normal da língua

A língua retraída, em que a ponta da língua está afastada de todos os dentes anteriores.

A postura de língua protraída, na qual a língua em repouso está entre os incisivos.

A postura de língua retraída é mais frequente em adultos edêntulos ou com perda bilateral de vários dentes posteriores. Está muitas vezes associada a uma mordida aberta posterior, uma vez que a língua pode espalhar-se lateralmente (Fig. 56).

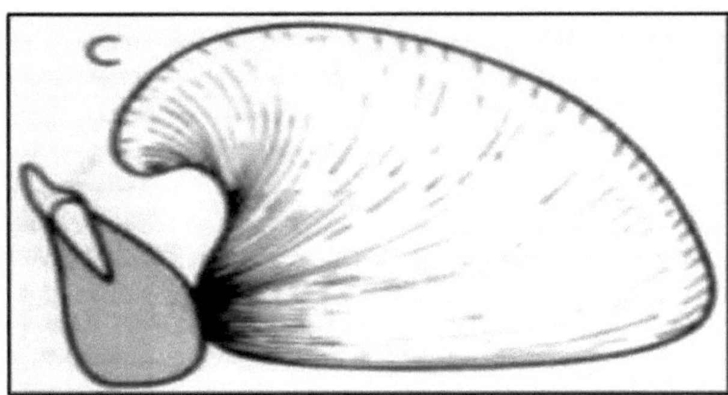

Fig.56: Postura anormal da língua

A postura de língua protraída pode ser um problema grave, uma vez que resulta normalmente numa mordida aberta.

Existem duas formas de postura da língua protraída:

- O endógeno
- O sistema adaptativo adquirido

A postura endógena de língua protraída pode ser uma retenção do padrão postural infantil.

Profitt chamou a atenção para o facto de a postura da língua ser muito mais adaptada à causa da mordida aberta do que o impulso da língua, simplesmente porque a língua está sempre presente, exercendo uma força suave e contínua.

A postura protraída adquirida da língua é normalmente uma adaptação transitória a amígdalas aumentadas, faringite ou amigdalite. Quando a garganta agudamente inflamada é anestesiada, a postura protraída adaptativa da língua pode corrigir-se espontaneamente para uma posição mais normal.

Em resumo, existem dois problemas clinicamente significativos na postura anormal da língua.

- Postura endógena prolongada da língua para a qual o prognóstico é mau e em torno da qual, infelizmente, a oclusão deve ser construída.

- A postura protraída da língua adquirida, que normalmente pode ser corrigida.

Avaliação cefalométrica da postura da língua-

A avaliação é efectuada em telerradiografias laterais tiradas em repouso postural e em oclusão habitual. A exposição é ajustada para visualizar o tecido mole. O tamanho da língua pode ser medido no filme de oclusão. Uma análise bem sucedida depende da utilização adequada de dados mensuráveis corretos.

Linha de referência

Uma linha de base ou linha de referência para a medição deve satisfazer os seguintes critérios

- A maior área possível da língua deve situar-se acima desta linha.
- Deve ser independente das variações das estruturas esqueléticas.
- A relação da linha de base com a língua não deve mudar com as alterações da posição mandibular.
- Deve manter-se constante com alterações na posição da língua.
- As propriedades anatómicas e funcionais da língua devem estar relacionadas com a linha de base.
- As medições devem ser fáceis de efetuar e de reproduzir (Fig. 57).

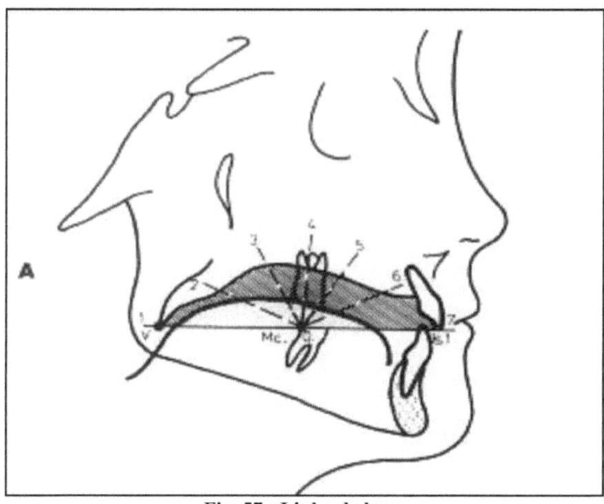

Fig. 57 : Linha de base

- *Is'*1 --- margem incisal dos incisivos inferiores.
- *V* - ponto mais caudal da sombra do palato mole.
- Mc - ponta da cúspide distobucal do 1° molar inferior.
- *Is'*1 & Mc estão ligados por uma reta prolongada até *V* para formar a linha de referência
- A linha de referência é bissectada entre *Is'*1 & *V*. Este é um ponto O, uma perpendicular é construída a partir dele para o contorno palatino.
- Foi desenvolvido um modelo transparente. A linha de base do gabarito coincide com a linha de referência construída, e a linha vertical intersecta a linha de referência em O. (Fig. 58)

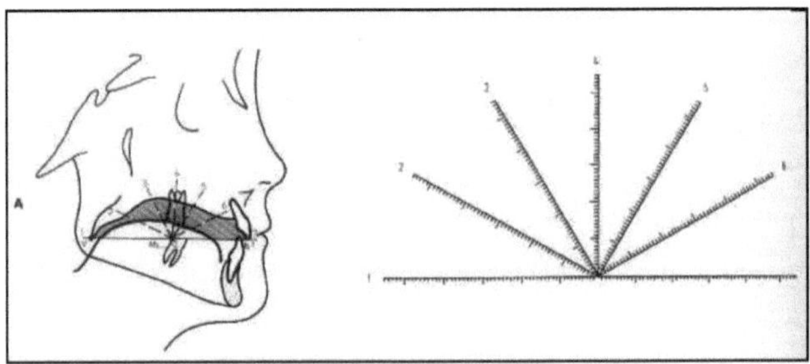

Fig. 58 : Linha de referência

- A partir do ponto O, são construídas mais 4 linhas.
- Estas 7 rectas formam 6 ângulos de 30° cada.
- As linhas podem ser marcadas em milímetros.
- A colocação do gabarito sobre as linhas construídas permite a leitura das medidas exactas.

Avaliação do tamanho da língua

A avaliação do tamanho da língua a partir do cefalograma oclusal requer a medição da distância entre a superfície superior da língua e o céu da boca. Esta medição é efectuada ao longo das sete linhas construídas.

A medição dá o tamanho relativo da língua, ou seja, o tamanho em relação à cavidade oral. Só quando toda a cavidade oral está preenchida é que se pode fazer o diagnóstico de macroglossia.

Abóbada palatina

Representado por uma linha horizontal e as 7 medições individuais por uma curva.

As distâncias entre a linha de referência e os 7 pontos da curva construída fornecem um gráfico das relações da superfície superior da língua com a abóbada palatina e do palato mole com a ponta da úvula.

Disfunção da língua-

As disfunções da língua mais comuns são as que envolvem a pressão externa selectiva e a mordedura da língua. O impulso da língua pode ser anterior, posterior ou combinado. As consequências da localização da pressão aberrante observada dependem da área de pressão aplicada.

Uma mordida aberta anterior é causada pelo impulso (e postura) anterior da língua.

Uma mordida aberta lateral ou sobremordida profunda é o resultado de um impulso lateral da língua ou de uma expansão postural, que causa a infra-oclusão dos dentes posteriores.

Uma relação incisal de borda a borda e uma relação cúspide dos dentes nos segmentos vestibulares podem significar um impulso combinado. A mordida aberta anterior e posterior pode ocorrer a partir de um impulso complexo da língua.

Os problemas de mordida aberta dentoalveolar anterior e posterior são geralmente atribuíveis a uma postura e função anormais da língua e geralmente respondem com sucesso à intervenção com aparelhos funcionais na dentição mista. Isto também é verdade para os casos de sobremordida profunda, em que a expansão lateral da língua durante a função e postura resultou na infra-oclusão dos dentes posteriores.

O espaço é mantido pela invaginação da posição periférica da língua no espaço interoclusal durante o repouso postural da mandíbula. Nestes casos, existe um grande espaço livre e a sobremordida profunda é de natureza funcional.

Um segundo tipo de sobremordida é causado pela supra-oclusão dos incisivos. Neste caso, existe um pequeno espaço livre. Este tipo de problema é chamado de pseudomordida funcional. A intervenção com aparelhos funcionais nestes casos, particularmente quando há distúrbios de desenvolvimento, não é indicada. Os aparelhos fixos e a orientação ortopédica são mais susceptíveis de corrigir o problema.

Nos problemas esqueléticos de mordida aberta, existe um padrão de crescimento vertical geneticamente determinado que está frequentemente associado a um entalhe antegonial acentuado. Este tipo de caso não oferece um prognóstico favorável para a terapia ortodôntica. A inclinação da base da maxila também deve ser considerada na avaliação da relação de mordida aberta, onde uma base maxilar inclinada para baixo anteriormente compensa a mesma. A inclinação da base da maxila pode ser influenciada tanto por factores funcionais como por bons e maus hábitos.

A conseqüência das anormalidades da postura e função da língua na região dentoalveolar também depende do padrão esquelético. Em um padrão de crescimento horizontal, o impulso ou postura da língua para frente pode resultar em protrusão bimaxilar. Com a língua a pressionar simultaneamente as superfícies linguais dos incisivos superiores e inferiores, é frequente o espaçamento entre os segmentos incisivos.

No padrão de crescimento vertical, o impulso da língua pode abrir a mordida, e os incisivos inferiores podem estar inclinados para a lingual. Durante o posicionamento funcional e postural anormal para a frente, a ponta da língua encontra-se entre as arcadas dentárias e está em contacto com o lábio inferior, que o doente suga constantemente. Assim, os incisivos estão inclinados para a língua.

Tamanho da língua:

São efectuados vários métodos clínicos para avaliar o tamanho da língua. O mais comum é verificar se o doente consegue tocar no queixo com a ponta da língua. Em caso de macroglossia, este teste dá bons resultados.

No caso da microglossia, a ponta da língua protruída atinge, no máximo, os incisivos inferiores e o pavimento da boca é elevado e visível de cada lado da língua diminuta. A arcada dentária reflecte o tamanho pequeno da língua e é colapsada e reduzida com apinhamento extremo na área dos pré-molares. Existe normalmente uma relação grave de classe II. A força centrífuga da língua é minimizada ou ausente.

Macroglossia:

Os bordos laterais da língua, quando esta é demasiado grande para a arcada alveolar, apresentam geralmente uma vieira onde a língua se apoia contra a superfície lingual dos dentes mandibulares. O tratamento é contraindicado a menos que esteja presente uma má oclusão grave

TONGUE-THRUST

O impulso da língua é um termo que descreve um padrão de deglutição em que um indivíduo empurra a língua contra ou entre os dentes. Este hábito também tem sido chamado de deglutição desviada, deglutição desviante, deglutição invertida, deglutição pervertida, distúrbio miofuncional oral, deglutição visceral, padrão de deglutição infantil e deglutição anormal.

Tulley define-o como 1969o movimento para a frente da ponta da língua entre os dentes para se encontrar com o lábio inferior durante a deglutição e nos sons da fala, de modo a que a língua se torne interdental[81].

As funções da língua durante a deglutição são de interesse para muitos ortodontistas, cirurgiões orais, neurofisiologistas e terapeutas da fala. Três problemas principais estão normalmente associados ao posicionamento anormal da língua para a frente mordida aberta anterior, protrusão dos incisivos e ceceio. Proffit sugere duas razões principais para uma prevalência relativamente elevada do posicionamento anterior da língua nas crianças, relacionadas com a fisiologia (maturação) e com a anatomia (crescimento). Os bebés normalmente posicionam a língua para a frente e para baixo na boca, em repouso e durante a deglutição, para ajudar a estabelecer uma via aérea para a respiração. A deglutição de um bebé é caracterizada por uma forte atividade labial, pela colocação da ponta da língua contra o lábio inferior e pelo relaxamento dos músculos elevadores da mandíbula. As transições fisiológicas nos padrões de deglutição começam durante o primeiro ano de vida, com a erupção dos dentes, e continuam durante os anos seguintes, à medida que a função oral amadurece. Há uma ativação gradual dos músculos elevadores da mandíbula na deglutição, de modo a que um padrão de deglutição maduro seja caracterizado pelo relaxamento dos lábios, colocação da língua atrás dos incisivos superiores e elevação da mandíbula até que os dentes posteriores entrem em contacto em oclusão. Isso geralmente é observado antes que a criança tenha 4 ou 5 anos de idade[82].

Um padrão anormal de deglutição prolongado nas dentições mista e permanente é caracterizado pela protrusão da língua entre a dentição anterior, falta de contacto molar e atividade muscular circum-oral excessiva.

A adaptação ao padrão de deglutição mais típico do adulto parece estar relacionada com um aumento do espaço funcional para a atividade da língua durante as alterações de crescimento na adolescência. A mandíbula segue padrões de crescimento esquelético que permitem espaço para uma acomodação da língua para baixo e para trás. O crescimento vertical das estruturas dentoalveolares da mandíbula e da maxila contribui para um aumento do espaço orofaríngeo que permite que a língua assuma uma posição mais posterior à medida que a criança avança na puberdade. A transição para os padrões de deglutição do adulto parece ser afetada por um hábito prolongado de sucção dos dígitos ou por uma má oclusão esquelética em que existe mordida aberta anterior ou protrusão dos incisivos entre as arcadas dentárias (por exemplo, divisão de Classe II1). Nestes indivíduos, a protrusão funcional contínua da língua durante a deglutição é vista como uma adaptação que mantém a mordida aberta anterior e não é um fator etiológico primário na causa da mordida aberta. Estudos têm demonstrado que não existe um "equilíbrio igual" de forças sobre a dentição produzidas pela língua versus a musculatura labial durante a atividade funcional. As forças expansivas da língua são significativamente maiores e não são equilibradas pelas forças de contenção dos lábios. A forma das arcadas dentárias e a posição dos dentes não parecem ser influenciadas pelas pressões horizontais dos lábios e da língua durante as actividades funcionais normais, como a deglutição e a fala (Fig. 59)[83].

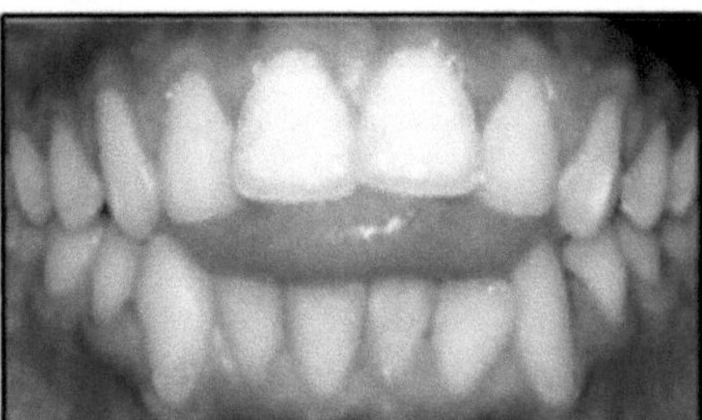

Fig.59: Impulso da língua

Muitos estudos têm demonstrado que o impulso da língua, também conhecido como deglutição visceral ou deglutição infantil, desempenha um papel significativo na etiologia de algumas deformidades orofaciais. O hábito de empurrar a língua representa um problema especial e a literatura está repleta de relatos de casos que demonstram casos simples que adquirem complicações inesperadas devido à presença de empurrão persistente da língua. Vários estudos relataram que a terapia da língua é eficaz na contenção do hábito e não houve recaída ou reversão do hábito observado[84].

Uma postura de língua para a frente, em que a língua repousa entre os incisivos, pode obstruir a erupção dos incisivos e levar ao desenvolvimento de uma mordida aberta anterior. Isto não deve ser confundido com um impulso de língua adaptativo secundário, em que a língua se move para a frente durante a deglutição para contactar os lábios e formar um selo oral anterior secundário a uma mordida aberta anterior. Uma caraterística diagnóstica na cefalografia lateral que sugere a postura da língua para a frente é a presença de uma curva reversa de Spee na arcada inferior causada pela erupção reduzida dos incisivos. O hábito de empurrar a língua pode ser observado clinicamente com a abertura forçada dos lábios durante a deglutição. Os ortodontistas podem facilmente notar a diferença nos movimentos da língua entre um deglutidor maduro e um deglutidor com impulso de língua[85].

Tipos de tração da língua[86]

Classificação de Moyers

1) Impulso simples da língua: Aqui o impulso da língua com os dentes estão juntos

2) Impulso complexo da língua: Aqui os dentes estão separados

3) Retenção da deglutição infantil: Persistência da deglutição infantil

Singaraju e Chetan (2009) classificaram o impulso da língua em.[87]

1. Fisiológico: Compreende a deglutição normal da língua na infância
2. Habitual: A deglutição com impulso da língua está presente como um hábito, mesmo após a correção da má oclusão
3. Funcional: Quando o mecanismo de impulso da língua é um comportamento adaptativo desenvolvido para conseguir um selamento oral, pode ser agrupado como funcional
4. Impulso anatómico da língua: As pessoas que têm a língua aumentada podem ter uma postura anterior da língua.

Classificação de James Braner e Holt[87]

Tipo 1: Impulso da língua não deformante

Tipo 2: Deformação do impulso anterior da língua

Subgrupo 1: Mordida aberta anterior

Subgrupo 2: Procumbência associada dos dentes anteriores

Subgrupo 3: Mordida cruzada posterior associada

Tipo 3: Impulso lateral deformante da língua

Subgrupo 1: Mordida aberta posterior

Subgrupo 2: Mordida cruzada posterior

Subgrupo 3: Sobremordida profunda

Tipo 4: Deformação do impulso anterior e lateral da língua

Subgrupo 1: Mordida aberta anterior e posterior

Subgrupo 2: Proclinação dos dentes anteriores

Subgrupo 3: Mordida cruzada posterior

Caraterísticas intra-orais

De acordo com Burford e Noar

1. Anterior superior proclinada, espaçada e por vezes alargada, resultando num aumento do jato
2. Anterior inferior retroinclinada ou proclinada, consoante o tipo de impulso da língua
3. Presença de uma mordida aberta anterior
4. Presença de mordeduras cruzadas posteriores
5. O impulso simples da língua é caracterizado por um contacto anormal dos dentes durante o ato de deglutição. Apresentam uma boa intercuspidação dos dentes posteriores, em contraste com o impulso de língua complexo
6. A língua é empurrada para a frente durante a deglutição para ajudar a estabelecer um lábio anterior[87].

Caraterísticas extra orais

1. Face geralmente dolicocefálica
2. Aumento da altura facial anterior inferior
3. Lábios incompetentes

4. Expressão menos facial, uma vez que a mandíbula é estabilizada pelos músculos faciais em vez dos músculos mastigatórios durante a deglutição.
5. Problemas de fala como distorções sibilantes e ceceio, etc. Observa-se uma atividade anormal do músculo mental [(88)].

Quando corrigir o impulso da língua

De acordo com Phulari (2013), a autocorreção do hábito de empurrar a língua não requer qualquer tratamento ortodôntico. Frequentemente autocorrige-se aos 7-8 anos de idade, altura em que os dentes anteriores permanentes erupcionam completamente. O tratamento do impulso da língua sem má oclusão ou perturbações da fala não é geralmente recomendado quando o impulso da língua está presente sem qualquer tipo de má oclusão ou perturbações da fala. Impulso da língua com má oclusão A correção ortodôntica da má oclusão causada pelo impulso da língua elimina geralmente o hábito de impulso da língua. Associado a outros hábitos orais, se o doente tem simultaneamente sucção do polegar e impulsão da língua, a sucção do polegar deve ser tratada em primeiro lugar.

De acordo com Khinda et al (1999), as vantagens de adiar a terapia da língua até que o tratamento da má oclusão seja iniciado incluem a ausência de factores predisponentes óbvios, a correção da má oclusão resulta no desaparecimento do hábito. Dá o máximo de oportunidade para a transição para a deglutição adulta madura. A terapia é mais eficaz quando efectuada com o tratamento ortodôntico.

O impulso da língua é normal no recém-nascido, em que a língua fica entre as almofadas gengivais e a mandíbula é estabilizada pelos músculos faciais durante a deglutição. Isso desaparece gradualmente com a erupção da dentição primária. A deglutição madura normal mostra o posicionamento da língua no alto do palato, atrás dos incisivos superiores, e nenhuma atividade dos lábios e das bochechas durante a deglutição. Um padrão de deglutição transitório é visto na dentição mista, quando alguns dentes decíduos estão perdidos e os permanentes ainda não erupcionaram ou estão a erupcionar. Este tipo de deglutição é auto-corretivo. Nos casos de mordida aberta, criada maioritariamente por hábitos como a sucção do polegar, a língua é empurrada para a frente para conseguir um selamento labial. Este tipo de impulso da língua é designado por "impulso simples da língua". O "impulso complexo da língua" é observado em indivíduos com uma mordida aberta difusa, mais comum em respiradores bucais e numa criança com história de doença naso-respiratória crónica/alergias. A "deglutição infantil retida" ocorre quando o reflexo de deglutição infantil persiste após a erupção dos dentes permanentes. A intervenção de um odontopediatra só é necessária nos casos de tração de língua simples e complexa, bem como na "deglutição infantil retida"[(89)].

GESTÃO

O tratamento do impulso da língua inclui [89]

- Os aparelhos que quebram o hábito, como os cribs linguais, funcionam como lembretes e restringem o movimento da língua para a frente.
- Correção da má oclusão.
- Terapia miofuncional para corrigir a posição da língua em repouso e durante a deglutição.

O tratamento do impulso da língua pode ser dividido em várias etapas

Terapia miofuncional: que inclui exercícios miofuncionais orofaciais para o impulso da língua Exercícios para a língua[90].

1. Ponto da língua: Pede-se à criança que localize o ponto atrás dos incisivos superiores no palato. Manter a língua nessa posição durante 10 segundos e repetir 10 vezes.
2. Estalido da língua: Colocar a língua contra o céu da boca (no local) e estalá-la para baixo, para fazer um estalido ou um ruído de estalido.
3. Engolir líquidos finos: Pede-se à criança para levar um pouco de água à boca, segurando ao mesmo tempo a língua no local e Segurar durante 5 segundos e engolir.
4. Exercício de movimento da língua para os lados: Este exercício consiste em projetar a língua para fora e movê-la nas direcções extremas direita e esquerda durante 10 segundos em cada direção e repetir 10 vezes de cada lado.
5. Exercício de enrolar a língua: Neste exercício, a criança deve enrolar a língua, dobrando os seus bordos em direção à linha média, de modo a que se assemelhe a uma concha de taco. Nesta posição enrolada, a criança tem de projetar a língua para fora o máximo possível, mantendo-a durante 10 segundos e repetindo-a 10 vezes.
6. Segurar as lâminas da língua e empurrar a língua: Neste exercício, a criança deve manter duas lâminas de língua ou palitos de gelado no bordo incisal dos dentes

anteriores inferiores, com 2-3 cm da lâmina a estender-se para dentro da boca. De seguida, a criança deve tentar levantar as lâminas da língua contra a resistência das lâminas firmemente seguradas.[91]

7. Retração da língua: Neste exercício, o doente deve encostar a parte de trás da língua ao palato, mantendo-a assim durante pelo menos 3 segundos. Este exercício é para ser repetido 5 vezes num dado momento.

Terapia com aparelhos removíveis:

Utilização de aparelhos amovíveis para o impulso da língua

1. Rastreio oral

A tela oral é um aparelho miofuncional[93]. É uma fina folha de acrílico processada sobre os moldes de trabalho ocluídos e encerados, que se estende profundamente no sulco vestibular, tanto labial como bucalmente, e que actua como uma tela entre os dentes e a musculatura circundante. (Fig. 60)[94]

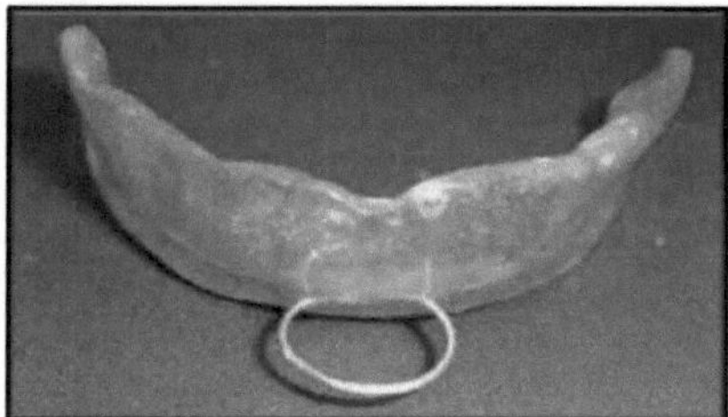

Fig. 60 : Ecrã oral

Modificação do rastreio oral :

1. Ecrã oral duplo: um ecrã lingual mais pequeno é ligado ao ecrã oral com um fio de aço inoxidável de 0,9 mm que atravessa a mordida na região do incisivo lateral. É útil nos casos em que há empurrão simultâneo da língua e respiração bucal[22].

2. Modificação de Hotz: tem uma saliência de acrílico ou arame para manter a língua afastada.

3. O filtro oral modificado ou reformulado é combinado com uma projeção semelhante a um mamilo que sobressai anteriormente e que deve ser retida pelos lábios. Os movimentos naturais de sucção do doente são utilizados para aumentar o efeito do filtro.

2. Aparelho de Hawley com língua de berço

Armamentário utilizado: O HSSW de 0,7 mm é utilizado para o fabrico do fecho de Adams, do arco labial e de um berço. É aplicado um meio de separação no molde e deixa-se secar. Segue-se o fabrico de uma placa de acrílico utilizando a técnica de aspersão. (Fig. 61)

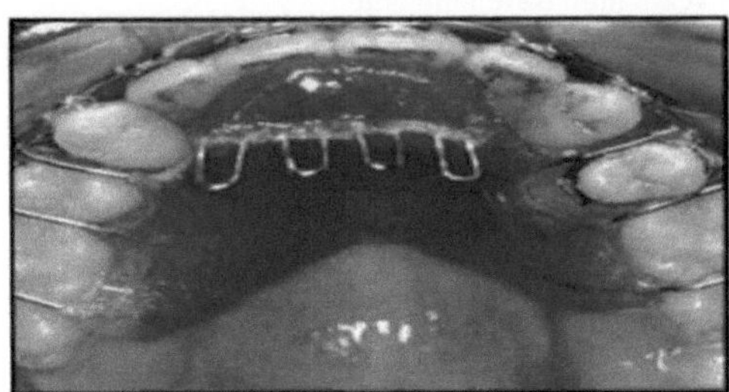

Fig. 61: Hawleys com berço de língua

Terapia com aparelhos fixos:

Alguns dos aparelhos fixos utilizados no impulso da língua são:

1. **Berço de língua com hélice quádrupla: Design do aparelho**:

Para corrigir o hábito de empurrar a língua e resolver as deficiências transversais, verticais e funcionais, usámos uma hélice quádrupla, feita de fio de aço inoxidável de 0,036 polegadas soldado a bandas nos primeiros molares permanentes (Fig. 62).[91]

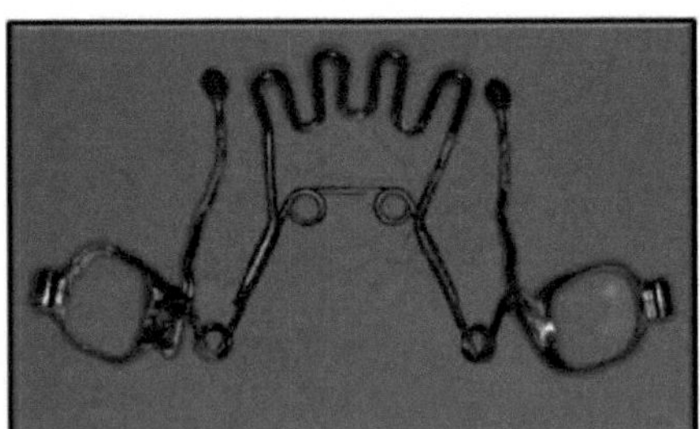

Fig. 62: Berço de língua com hélice quádrupla

2. **Aparelho de arco palatino de Nance modificado**:

Aparelhos de arco palatino de Nance nos quais pode ser utilizado um botão de acrílico para colocar a língua na posição correta (Fig. 63)[94]

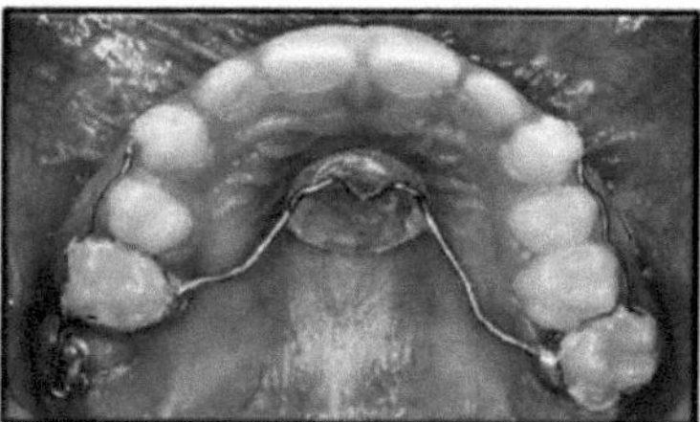

Fig. 63: Arco palatino de nance modificado

3. Aparelhos modificados blue grass Design de aparelhos:

Os componentes do aparelho blue grass modificado eram bandas molares, fio de aço inoxidável, bainha lingual e um rolete acrílico de forma hexagonal. (Fig. 64)

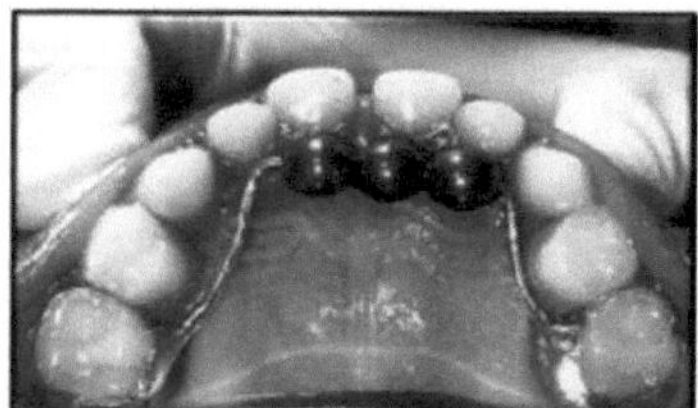

Fig. 64: Aparelho de relva azul modificado

4. Arco lingual modificado com berço lingual

A arcada lingual modificada com o crib da língua foi soldada nas bandas molares, foi colocada dentro da boca do paciente e verificada quanto a qualquer desconforto e interferência.[94]

5. Conceção de aparelhos híbridos

O aparelho Hybrid Habit Correcting Appliance incorpora uma gota de língua, um berço palatino e uma ansa em U que é fixada às bandas molares de ambos os lados [94].

Referências

1) Cook T. A língua. Da Faculdade de Odontologia

2) Drake R, Vogl W.Gray's Anatomy for students.4th edition.USA;Elsivier;2019

3) Proffit WR. Teoria do Equilíbrio revisitada, Factores que influenciam a posição dos dentes. Angle Orthod1978;48(3):175-86

4) Prachi J, Rathee M. Embriologia, Língua. Treasure Island (FL): Stat Pearls Publishing; 2019 Jan.

5) Puri D, Dhawan P. A língua e as suas implicações protéticas. Int J Appl Decis Sci 2020; 6(2): 362-366.

6) Bommarito S, Zanato LE, Vieira M, Angelieri F. Aglossia: relato de caso. Arch Otolaryngol2016; 20(01):087-092.

7) McMicken B, Von Berg S, Iskarous K. Descrição acústica e percetual das vogais num falante com aglossia congénita. Commun Disord Q2012; 34(1):38-46.

8) SaittaSC, Swarr DT. Distúrbios das vias aéreas neonatais2015: 147-165.

9) Salles F, Anchieta M, Bezerra PC, Torres ML, Queiroz E Faber J. Aglossia congênita completa e isolada: relato de caso e tratamento de seqüelas utilizando modelos de prototipagem rápida. Oral Surg Oral Med Oral Path Oral Radiol2008;105:41-47.

10) Ishan M, Chen G, Sun C, Chen Y, Komatsu Y, Mishina Y, Liu H X. O aumento da atividade da sinalização mesenquimal ALK2-BMP causa microglossia truncada posteriormente e desorganização dos tecidos linguais.Genesis2020;58(1): 23337.

11) Sanjib Singh Nepram, Pradeep Jain, Rajshree Devi Huidrom. Microglossia: um relato de caso Bulletin Groupement international pour research scientifique on stomatology &Odontology2015; 35(1-2): 5-12.

12) Voigt S, Park A, Scott A, Vecchiotti M. Microglossia em um recém-nascido: relato de caso e revisão da literatura. Arch Otolaryngol-Head & Neck Surgery2012;138(8):759-761

13) Wallace RD, Puente-Espel J, Thompson JW, Konofaos P. Microglossia da língua anterior: Impacto no desenvolvimento da face. J Craniofac Surg 2020;31(4): 973-975.

14) Topouzelis N, Iliopoulos C, Kolokitha OE. Macroglossia. Int Dent J2011; 61(2):63-69.

15) Sadeghi S, Azaïs M, Ghannoum, J. Actinomicose apresentando-se como macroglossia: relato de caso e revisão da literatura. Head Neck Path2019; 13(3):327-330.

16) Prada C, Zarate Y, HopkinR.Causas genéticas da macroglossia: abordagem diagnóstica. Pediatrics2012;129(2):431-437.

17) GardonM, Andre C, Ernenwein D, Teissier N, Bennaceur S.Novo método cirúrgico de redução da língua para macroglossia. Oral Surg Oral Med Oral PathoOral Radio2019;127(1):1-7.

18) Jangid K, Alexande A, Jayakumar N, Varghese S, Ramani P. Anquiloglossia com lábio leporino: um relato de caso raro. J Ind Soc Periodontol2015; 19(6): 690.

19) Paul Hong. Anquiloglossia (tongue-tie). Can Med Assoc J2013;185(2): 128.

20) Elvira F,Tomasa P, Eduard F, Javier M, Jordi P, e Eduard F. Tratamento multidisciplinar da anquiloglossia na infância. Tratamento de 101 casos. Med Oral Patol Oral Cir Bucal2015; 21 (1):39-47.

21) Zhou Z, Chen R, Guo S. Tumor de língua congénita bífida e fenda palatina completa bilateral larga. J CraniofacSurg 2021;32(8): 759-761.

22) Lee J, Mohd H, Mat Z. Língua bífida e fenda palatina com e sem fenda facial Tessier 30: casos de anomalias congénitas raras e uma revisão da gestão e da literatura.CraniofacJ2019;56(9):1243-1248.

23) Feil N, FilippiA. Frequência de língua fissurada (lingua plicata) em função da idade. Swiss Dent J2016; 126(10): 886-897

24) Hamissi J, EsFehani M, Hamissi Z. Tratamento da língua geográfica que sobrepõe a língua fissurada: Uma revisão da literatura com relato de caso. J. Dent Sci2015;2(7):409-413

25) Sharma R, Narang P, Reddy Y, SharmaK. Uma tríade de anomalias de desenvolvimento - um caso invulgar. J Clin Diagn Res 2013;7(6):1264-1265.

26) Sudarshan R, Sree Vijayabala Y, Samata A, Ravikiran. Newer Classification System for Fissured Tongue: An Epidemiological Approach. J Trop Med2015:262079.

27) Dafar A, Çevik-Aras H, Robledo J, Mattsson U, Jontell M. Factores associados à língua geográfica e à língua fissurada. Ata Odontologica Scandinavica2016;74(3): 210-216.

28) Goswami M, Verma A, Verma M. Glossite migratória benigna com língua fissurada. J Indian Soc Pedod Prev Dent2012;30(2):173.

29) Bruna L, Tabata A, ThaysS, VanessaB, HeronG, Juliana O, Alexandre C, Eliane P. Língua geográfica e psoríase: correlação clínica, histopatológica, imuno-histoquímica e genética- uma revisão de literatura, An Bras Dermatol2016; 91(4):10-421.

30) Schlager E, Claire C, Ashack K, Khachemoune A. Língua pilosa negra: factores predisponentes, diagnóstico e tratamento. AmJClinDermatol2017;18(4): 563-569.

31) GurvitsE, TanA.Black hairy tongue syndrome.WorldJ Gastroentrol2014; 20(31):10845.

32) PantaP,Erugula S. Glossite romboide mediana - desenvolvimento ou candidíase? Pan Afr Med J2015;21:221.

33) Bihari M, Srivastava R, Jyoti B, Mehrotra V, Gupta M, Pradhan S. Glossite romboide mediana com "lesão de beijo" palatina - um relato de caso. Bangladesh J Dent Res Educ2014;4(2): 94-97.

34) Pili G, Erriu M, PirasA,Garau V. Aplicação do novo método no diagnóstico e tratamento da glossite romboide mediana associada a Candida. Eur JDent2014;8(01): 129-131.

35) Greene LA, Freedman PD, Friedman JM, Wolf M. Hemangioma capilar da maxila. Oral Surg Oral Med Oral Pathol1990;70:268-73.

36) Bouquot JE, Gundlach KK. Lesões exofíticas orais em 23.616 americanos brancos com mais de 35 anos de idade. Oral Surg Oral Med Oral Pathol1986;62:284-91.

37) Kalyanyama BM, Matee MI, Vuhahula E. Tumores orais em crianças tanzanianas com base em materiais de biopsia examinados num período de 15 anos, de 1982 a 1997. Int Dent J 2002;52:10-14.

38) Avila ED, Molon RS, Conte Neto N, Gabrielli MA, Hochuli- Vieira E. Hemangioma cavernoso labial em uma criança pequena. Braz Dent J 2010;21:370-4.

39) Bonetti F, Pelosi G, Martignoni G, Mombello A, Zamboni G, Pea M, et al. Granuloma periférico de células gigantes: evidência de diferenciação osteoclástica. Oral Surg Oral Med Oral Pathol1990;70:471.

40) Figueiredo RL, dos Santos CR, Lima NL, Verli FD et al Lipoma Intramuscular da Língua . Odontologia On-Line 2010. Set, [Last cited on 2011 Jan 26].

41) Mohit k,SamapikaR,Yashwant I. Iranian Red Crescent Med J1999;1:34-36.

42) Cohen M, Wang B. Schwannoma da língua: relato de dois casos e revisão da literatura. Eur Arch Otorhinolaryngol2009;266:1823-1829.

43) PernickN.Basaloid.PathologyOutlines.comwebsite.https://www.pathologyoutlines.com/topic/oralcavitybasaloidscc.html. Acedido em 23rd de dezembro de 2020.

44) Kamath VV, Varma RR,GadewarDR.Oral verrucous carcinoma: a analysis of 37 cases. J CraniomaxillofacSurg1989;17:309-314.

45) Singh T, Amirtham U, Satheesh CT et al Linfoma primário de células B não-Hodgkin da língua. Ind J Cancer 2010;47:84-86.

46) Shafer.Textbook of Oral Pathology.8ª edição.Elsevier2016

47) Gonsalves WC, Chi AC, Neville BW. Lesões orais comuns: Parte II. Massas e neoplasias. Am Fam Physician 2007;75:509-12.

48) Reet Kamal, Parveen Dahiya ,Abhiney Puri .Oral pyogenic granuloma.Various concepts of etiopathogenesis. MaxillofacPathol 2012; 16(1):79-82.

49) Pinto A, Haberland CM, Baker S. Lesões orais pediátricas dos tecidos moles. Dent Clin North Am 2014;58(2):437-453.

50) Abdool R, Khammissa G, FourieJ, Chandran R. Vírus Epstein-Barr e sua associação com a leucoplasia pilosa oral: Uma breve revisão.Int J Dent 2016:4941783.

51) Pappas P, Kauffman C, Andes D. Diretrizes de prática clínica para o tratamento da candidíase: atualização pela Sociedade de Doenças Infecciosas da América ícone externo. Clin Infect Dis 2016;62:1-50.

52) Fangtham M, Magder LS, Petri MA. Candidíase oral no lúpus eritematoso sistémico. Lupus 2014;23(7):684-90.

53) Orgenson RJ, Levin S. Nevus de esponja branca. Arch Dermatol 1981;117:73- 6.

54) Canto AM, Müller H, Freitas RR, Santos PS. Líquen plano oral (LPB): Diagnóstico clínico e complementar. An Bras Dermatol 2010;85:669-75.

55) Hsue SS, Wang WC, Chen CH. Transformação maligna em 1458 pacientes com doenças potencialmente malignas da mucosa oral: um estudo de acompanhamento baseado num hospital de Taiwan . J Oral Pathol Med 2007;36:25-9.

56) Plas E, Deliac P, Caix P. O músculo bucinador: um estudo morfogenético original. Morphologie 2004; 280: 27-30.

57) Emanuela D,Andrea E, BarbaixE.Investigação anatómica da matriz funcional dos músculos periorais dos ossos maxilar e mandibular. SurgRadiol Anat 2006;28: 261-266.

58) Eliane H, Paulo H, Caria B, Katherine L. O bucinador durante a mastigação: Uma avaliação funcional e anatómica em minipigs.Arch OralBiol 2010: 627-638.

59) Pancherz H. Atividade dos músculos temporal e masseter nas más oclusões de Classe II, Divisão 1. Am J Orthod 1980;77:679-88.

60) Ronald E, Patricia L. Análise Electromiográfica do "Mecanismo Bucinador" em Seres Humanos. J Dent Res1977;56: 783-794.

61) Patricia L, Norman L. Análise Electromiográfica do Músculo Bucinador. J Dent Res1970;49(2):389-394.

62) Kang C, Kwak H. Um estudo anatómico das fibras do músculo bucinador que se estendem até à porção terminal do ducto parotídeo e o seu papel funcional na secreção salivar. J Anat 2006;208:601-607.

63) Som P,Naidich T. Illustrated Review of the Embryology and Development of the Facial Region, Part 2: Late Development of the Fetal Face and Changes in the Face from the Newborn to Adulthood (Revisão Ilustrada da Embriologia e Desenvolvimento da Região Facial, Parte 2: Desenvolvimento Tardio da Face Fetal e Mudanças na Face do Recém-Nascido à Idade Adulta). Am J Neuroradiol2014;35:10 -18.

64) Vitti M, Basmajian J. Investigações Electromiográficas da Língua e da Funda Muscular Circumoral com Eléctrodos de Fio Fino. J Dent Res1975; 54(4):844-9.

65) Silva T,PorciunculaH,Jadini R. Localização externa do músculo bucinador para

facilitar a análise eletromiográfica.Braz Dent J 2008; 19(2): 130-13.

66) Agarwal S, Gangadhar P, Ahmad N, Bhardwaj A. Uma abordagem simplificada para registar a zona neutra. J Indian Prosthodont Soc2010;10(2):102-4.

67) Gahan MJ. e Walmsley AD. (2005) "A impressão da zona neutra revisitada", British Dent 2005;198(5): 269-272.

68) Alhammadi S, Halboub E, Fayed S, Labib A. Distribuição global dos traços de má oclusão : Uma revisão sistemática. Dent J Orthod2018; 23:40.

69) Lucio G, PeriloC, VicenteC,Friche L. O impacto dos distúrbios da fala na qualidade de vida: uma proposta de questionário. CoDAS2013;25:610-613.

70) Singh K, Raj S, Chandra P, Arco Lingual Modificado com Berço de Língua. J ContempOrthod 2020;4(2):63-54.

71) Wertzner HF. Fonologia: desenvolvimento e alterações.Livro-texto de Fonoaudiologia. São Paulo: Roca 2004.

72) Primozic J, Farcnik F, Perinetti G, Richmond S,Ovsenik M. A associação da postura da língua com a morfologia dentoalveolar maxilar e mandibular na má oclusão de Classe III: um estudo controlado. Eur J Ortho2013;35(3):388-393.

73) Assaf D, Knorst J, Ruvioro A. Associação entre má oclusão, posição da língua e distorção da fala em escolares com dentição mista: um estudo epidemiológico. J Appl Oral Sci2021;29:20201005.

74) Deshmukh S, Shrivastav S, Kamble R. Avaliação da pressão da língua em casos com padrões de crescimento horizontal, vertical e médio utilizando um aparelho inovador Flexi Force Palatovision: Um estudo in vivo. J Ind Orthod Soc2018;52 :3.

75) Chakroborthy P, Chandra P, Tandon R. Avaliação da Força da Língua no Incisivo Mandibular em Várias Maloclusões. Dentistry2020;10:556.

76) Perea-Martinez I, Nagai T, Chaudhari N. Os tipos de células funcionais nas papilas gustativas têm longevidades distintas. PLoS2013 8:53399.

77) Murthy P, Laing M. Macroglossia. Br Med J2004;309(6966):1386-7.

78) Topouzelis N, Iliopoulos C, Kolokitha OE. Tratamento de Dentes Anteriores Proclinados com Hábito de Empurrar a Língua Utilizando Ecrã Oral Duplo: Um relato de caso. Int Dent J 2011.

79) Vritsali E, Kolokotronis A, Valagouti D, MiteloudisG, Zaraboukas T, Kioses V, Antoniades D. Acquired macroglossia due to lopinavir/ritonavir treatment. J Oral Path Med 2005; 34(1):56- 58.

80) Spivey P.S, BradshawT. Reconhecimento e tratamento do bebé com síndrome de Beckwith-Wiedemann. Advance Neonatal Care2009; 9(6):279-284.

81) Tulley W. Uma avaliação crítica do ato de empurrar a língua. Am J Orthod 1969;55(6): 640-50.

82) Dean A. Gerir a oclusão em desenvolvimento. Em McDonald e Avery's Dentistry for the Child and Adolescent 2016: 415-478.

83) Pancherz H, Bjerklin K, Lindskog-Stokland, Hansen K. Estudo de acompanhamento de trinta e dois anos da terapia Herbst: uma análise biométrica do molde dentário. Am J Orthod Dentofacial Orthop2014;145:15-27.

84) Narayan H, Ameet V. Mini-implantes para o tratamento da má oclusão severa de Classe II divisão 1 com mordida aberta anterior e hábito de empurrar a língua. Orthod waves 2011;70: 71-79.

85) Chien P, PaulG. Comparação das funções da língua entre a deglutição madura e a deglutição com impulso da língua - uma investigação por ultrassom. Am J Orthod Dentofacial Orthop2004;125.

86) PengL, Jost-BrinkmannG, Yoshida N, Chou H,Lin C. Comparação das funções da língua entre a deglutição madura e a de impulso lingual - uma investigação por ultrassom.Am J Orthod Dentofacial Orthop2004; 125(5):562-570.

87) Singaraju G.S, ChetanK. Hábito de empurrar a língua - uma revisão. Ann essences Dent2009;1(2):.14-23.

88) Burford D, Noar J.H. Aspectos etiológicos da mordida aberta anterior. Dentupdate2003; 30:235-41.

89) Khemka S, Thosar N, Baliga, S. Oral gymnastics-Way to a harmonious dentition (Ginástica oral - caminho para uma dentição harmoniosa). Int J Contemp Dent Med Rev 2015:010215.

90) Ashith M, Hegde S, UmarD, Amin, Ajitesh K.V. Hélice quádrupla modificada: um relato de caso. IntJSciStudy2015; 2(10):.158-162.

91) Oinam R, Rani S, Arwah B, Payel B, Pancherz H., Bjerklin K, Lindskog-Stokland B, Hansen K. Estudo de acompanhamento de trinta e dois anos da terapia Herbst: uma análise biométrica do molde dentário. Am J Orthod Dentofacial Orthop2014;145(1): 15-27.

92) YadavA, Kulshreshtha R, Mathur P. Poucas controvérsias em ortodontia Estudos baseados em evidências. IndJ OrthodDentfacRes2018;4(3):129-37.

93) Lin L, Huang G, ChenS. Etiologia e modalidades de tratamento da má oclusão por mordida aberta anterior. J Clinic Endocrinol Metab2013;5(1):1-4.

94) Almuzian, Mohammed A, Fahad, Chung. Aparelhos TranspalatalNance e arco lingual: Dicas e aplicações clínicas. Orthod Update2015; 8:92-100.

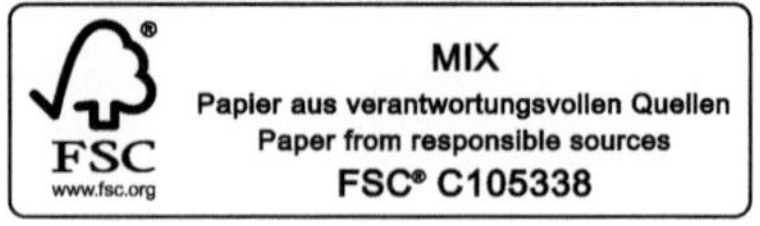

Printed by Books on Demand GmbH, Norderstedt / Germany